Moen
Geführte Meditationen

Larry Moen (Hrsg.)

Geführte Meditationen

Der inneren Führung vertrauen,
entspannen und heilen

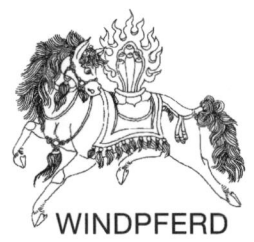

WINDPFERD

Titel der Originalausgabe *Guided Imagery Vol. II*
Erschienen bei *United States Publishing, Naples*
© by *United States Publishing*

Aus dem Amerikanischen übertragen von Tatjana Kruse

Windpferd Taschenbuch
85646

6. Auflage 2018

Taschenbuchausgabe der im
Windpferd Verlag erschienenen Erstausgabe
Meditationen zur Heilung

WINDPFERD**TB** ist ein Imprint der
Windpferd Verlagsgesellschaft mbH

© 1994 Windpferd Verlagsgesellschaft mbH, Oberstdorf
Alle Rechte vorbehalten
Umschlaggestaltung: Kuhn Communication Design, Amden (CH),
unter Verwendung einer Illustration von Charles Frizzel © „Ethereal Journey"
Illustrationen im Innenteil: Patty Smith
Satz und Layout: Marx Grafik & ArtWork
Gesetzt aus der Adobe Garamond
Druck und Bindung: C. H. Beck, Nördlingen

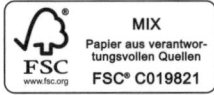

Printed in Germany
ISBN 978-3-89385-646-6
www.windpferd.de

Für meine Mutter und meinen Vater.

Inhalt

Einführung	11
Zum Gebrauch dieses Buches	14

Entspannung und Stressabbau

1 Konstruktive Ruhepause	20
2 Die verzauberte Höhle	25
3 Der heilende Atem	28
4 Eine Wiese voller Farben	32
5 Entspannung	34

Zugang zum Höheren Selbst

6 Die Türme des Lichts	42
7 Die persönliche Lösung	45
8 Die Saat des Winters	48
9 Weisheitstraum	52

Heilung

10 Affirmationen, um den Heiler oder die Heilerin zu wecken	58
11 Kühlen Sie Ihren Kopfschmerz	59
12 Heilender Blick in den Kristall	63
13 Göttliche Liebe und Göttliche Heilung	66
14 Heilende Sterne	71
15 Der Schlüssel zur Gesundheit	74
16 Die magische Wäscheleine	80
17 Die Parkinsonsche Krankheit	83
18 Selbstheilung	88
19 Der weiche Bauch	90
20 Unbegrenztes Potenzial	94

Heil werden

21 Die Heilung des Immunsystems	98
22 Entspannen Sie sich gesund	103
23 Visualisieren Sie einen Gesundheitsplan	107
24 Der innere Heiler	110

Der Innere Führer – Frieden

25 Ein Waldspaziergang	116
26 Seelenfrieden	119
27 Die friedliche Leere	124
28 Regen	127

Transformation und Wachstum

29 Wut freisetzen durch Vergebung	132
30 Den Berg erklimmen	137
31 Zu Hause	143
32 Begegnung mit dem Schattenselbst	146
33 Transformation	151
34 Zweiertreffen	155

Selbstwert

35 Tiermeditation	162
36 Garten des Herzens	165
37 Bereicherung des Selbstwertgefühls	168

Training und Fertigkeiten

38 Selbsthypnose in 30 Sekunden	172
39 Bettnässen	174
40 Bilderfluss	178
41 Ein friedlicher Arbeitsplatz	180
42 Entwicklung der Visualisierung	183

Freiheit & Bewusstsein

43 Zum Adler werden	186
44 Der Delfin	188
45 Sich treiben lassen	191
46 Teich im Wald	194
47 Die Furcht loslassen	199
48 Segelnde Delfine	203

Das Innere Kind

49 Babyfotos	208
50 Das glückliche Innere Kind	211
51 Neumond	215
52 Spielen	218

Geschenke und Liebe erhalten

53 Geschenke aus dem Garten	222
54 Liebevolle Güte	225
55 Gesänge des Meeres	229

Trauer

56 Trauer	234

Früheres Leben

57 Zufriedenheit	242
58 Rückführung in frühere Leben	246

Männlich – Weiblich

59 Kontakt mit dem archetypischen Weiblichen	256
60 Blumenmeditation	260
61 Das Freisetzen von Beziehungen	263

Anhang – Die MeditationsführerInnen

	264

Einführung

Geführte Meditationen enthält eine Vielzahl von Meditationen unter Anleitung, die allesamt von ganz unterschiedlichen Führern stammen, darunter Psychologen, Therapeuten, Ärzte und andere, die ihre Imaginationstechniken als Teil ihrer Lebensführung beziehungsweise ihres Berufsweges anbieten.

Man hat herausgefunden, dass durch Visualisierung Stress abgebaut, die Lernfähigkeit vergrößert, das Selbstvertrauen gestärkt und die sportlichen Fähigkeiten verbessert werden können. Das hat nichts mit Magie oder dem Übernatürlichen zu tun. Bei den gezielten Imaginationen geht es ganz einfach um Entspannung, um das völlige Entleeren Ihres Geistes und um die zielgerichtete Konzentration Ihrer Gedanken auf das, was Sie zu erreichen hoffen. Diese Imaginationen werden Ihren Geist öffnen, und dies wiederum hilft Ihnen, die Ziele, die Sie anstreben, zu erreichen.

In den vielen Jahren, in denen ich nun schon meditiere und die Geheimnisse meiner eigenen Psyche offenlege, habe ich gelernt, dass wir immer das erhalten, auf was wir uns konzentrieren. Wenn sich ein Mensch darauf konzentriert, „keine" negativen Ergebnisse zu erzielen, werden diese trotzdem auftreten, denn die Konzentration ist auf das Negative gerichtet. Wenn man sich andererseits auf das Positive konzentriert, wird man sich in diese Richtung bewegen und positive Ergebnisse erzielen. Dieses Buch ist voll von positiven Gedanken.

Ungeachtet seiner sonstigen Auswirkungen liegt der größte Vorteil der Meditation im Stressabbau. Wenn Stress nicht aufgelöst wird, kann er verinnerlicht werden und psychischen sowie physischen Schaden anrichten. Gezielte Imaginationen gehören zu den vielen zur Verfügung stehenden Hilfsmitteln, mit denen man Anspannung, Wut, Furcht, Angst und all die anderen Stress auslösenden Gefühle freisetzen kann.

Dieses Buch wird Ihnen dabei helfen, Ihre eigene Stärke zu Entdecken, mit der Sie Ihr Leben verändern und verbessern können. Diese Fähigkeit schlummert in uns allen. Viele Menschen verlassen sich auf äußere Einflüsse, auf Menschen oder Dinge, um Veränderung und Wachstum herbeizuführen. Aber all die Hilfsmittel, die Sie benötigen, befinden sich bereits in Ihrem eigenen Geist. Wenn Sie die Visualisierung konsequent üben, werden Sie sich mit Ihrer neuen Wirklichkeit immer stärker anfreunden.

Wenn Sie beispielsweise ungern vor Publikum sprechen, können Sie sich als erfolgreichen Redner visualisieren, der kühl und beherrscht vor Publikum spricht. Natürlich müssen Sie zusätzlich zur Imagination auch das eigentliche Reden üben. Aber die Imagination wird Ihre Fortschritte und Ihren Erfolg beschleunigen.

Viele Menschen bedienen sich der Visualisierung, um ihr spirituelles Wesen zu entwickeln. Jede Imagination kann mit einem Gebet verglichen werden. Sie bitten einfach und erhalten, was Sie (oder Ihr Schöpfer) zu bieten haben. Bilder können machtvolle Gefühle hervorrufen und psychische Blockierungen auflösen. Wenn Sie sich nach innen wenden, finden Sie eine Welt, die sich von Ihrem Alltagsbewusstsein unterscheidet.

Die Liebe ist eine weitere wirkungsvolle Quelle, die durch Imagination und Meditation freigelegt und vergrößert werden kann. Alle körperlich Kranken werden von einer liebevollen Atmosphäre profitieren. Sie werden in diesem Buch viele Visualisierungen finden, die von Ärzten entwickelt wurden. Diese Imaginationen helfen dem Körper, sein Immunsystem zu stärken und die Produktion jener körpereigenen Stoffe zu erhöhen, die einer Heilung förderlich sind.

Außerdem können diese Imaginationen ganz allgemein zur Entspannung beitragen und damit den inneren Frieden fördern, den der Kranke bei seinem Heilungsprozess so nötig hat.

Wenn Sie es zulassen, sich selbst zu lieben, wird das erstaunliche Folgen haben. Sie werden dadurch frei, Sie reißen Ihre psychischen

Mauern nieder, sind furchtlos und stark. Liebe beginnt in Wahrheit als persönliche Erfahrung; erst wenn Sie sich selbst lieben, können Sie auch andere lieben.

Diese Meditationen werden Ihnen mit tiefer Liebe und in der Hoffnung gegeben, dass Sie Ihre persönlichen Fähigkeiten und Ihre geistige Kraft vergrößern. Gestatten Sie es sich, loszulassen und diese Erfahrungen zu genießen. Sie sind all das, was Sie sein möchten. Die gezielten Imaginationen werden Ihnen dabei helfen, dies zu entdecken.

Denken Sie mit Ihrem Herzen und lieben Sie mit Ihrem Verstand.

Larry Moen

Zum Gebrauch dieses Buches

Seien Sie nicht besorgt, wenn Sie noch nie gezielte Imagination oder Meditation geübt haben. Jeder hat schon einmal bis zu einem gewissen Maße visualisiert, und dieses Buch bietet eine Vielzahl von gezielten Imaginationen, die von jedem durchgeführt werden können, der sich an diese einfachen Anweisungen hält. Ein bestimmter Unterricht ist hierfür nicht erforderlich. Wenn das Gebet Teil Ihres Lebens ist, kennen Sie bereits eine Art der Meditation. Also entspannen Sie sich und genießen Sie die Reise.

Meditationsarten

Die traditionelle Meditation erfordert einen ruhigen, unbeschäftigten Geist. Die gezielte Imagination hingegen schafft eine Szene oder eine ganze Gruppe von Szenen, die ausschließlich zum Zweck der Imagination entwickelt wurden. Beispielsweise können Sie in einer Imagination, die Ihnen beim Fortschritt Ihrer Karriere helfen soll, einen Berg erklimmen oder in einem dicht bewachsenen Dschungel Ihren Weg finden. Das Objekt der Reise soll Ihnen helfen, sich geistig an Leistung, Heilung, Entspannung oder zahlreichen anderen Gebieten der Veränderung oder des Wachstums zu orientieren.

Wo und wann sollte ich meditieren?

Sie können diese Reisen antreten, indem Sie sie still für sich allein oder mit einem Partner lesen oder auch laut vorlesen. Vielleicht möchten Sie die Reisen mit Ihrer eigenen Stimme auf Band aufnehmen und sie zu den für Sie günstigsten Zeiten abspielen. Vielleicht wollen Sie diese Reisen aber auch mit einer Gruppe teilen.

Sie können wirklich überall visualisieren. Im Wartezimmer Ihres Arztes, im Flugzeug, beim Spazierengehen und sogar an Ihrem Schreibtisch.

Trotzdem lassen sich diese Reisen am besten an einem ruhigen Ort ausführen, wo Sie nicht gestört werden und wo Sie sich in einer entspannten Haltung niederlassen können: im Liegen mit geschlossenen Augen oder im Sitzen mit verkreuzten Beinen und geradem Rücken. Wählen Sie keine Position, von der Sie nur denken, Sie sollten sie einnehmen; wählen Sie die Position, die für Sie am angenehmsten ist.

Die beste Zeit für die gezielte Imagination ist die Zeit, die für Sie am besten ist. Viele Menschen unternehmen aufbauende, belebende Reisen, um so ihren Tag zu beginnen; beruhigende, Spannungen abbauende Imaginationen in der Mittagspause und entspannende, kreative Visualisierungen am Abend.

Meditationen in der Gruppe sind nützlich, um die Kreativität bei Arbeitsprojekten zu fördern und um die Menschen zu ermutigen, bei Geschäfts- oder Gemeindeaktivitäten an einem Strang zu ziehen. Eine aufgeregte, übermütige Gruppe von Kindern kann mit Imagination ebenfalls beruhigt werden.

Pausen

Bei vielen Reisen halten wir ein oder mehrere Male „kurz inne. Die Dauer dieser Pausen hängt von Ihrer eigenen Erfahrung ab: von wenigen Minuten bis hin zu einer Stunde. Sie können vor Beginn der Reise, aber auch während der Reise die Dauer der Pausen bestimmen.

Was ist, wenn ich einschlafe?

Einige Menschen entspannen sich derart, dass sie annehmen, sie wären eingeschlafen. Normalerweise sind sie das nicht. Um ganz sicher zu gehen, können Sie einen Unterarm auf dem Ellbogen aufrichten. Wenn Sie einschlafen, wird Ihr Arm Sie beim Fallen wecken.

Musik

Musik kann die Reise bereichern, vorausgesetzt, sie ist leise und enthält keine abrupten Veränderungen in Tempo oder Höhe. Das Band *„Creative Imagineering"* enthält reine Atmosphärenmusik, die die Visualisierungsfähigkeiten entwickeln oder vergrößern kann.

Atmung und Entspannung

Alle in diesem Buch enthaltenen Übungen beginnen zu Anfang jeder Reise mit grundlegenden Anweisungen für eine tiefe Atmung. Seien Sie sich darüber im klaren, dass es sich bei dieser Atmung nicht um Keuchen oder Hyperventilation handelt, sondern um tiefes, ruhiges, kontrolliertes Ein- und Ausatmen. Die meisten Menschen atmen mit ihrem mittleren beziehungsweise oberen Brustkorb, aber tief entspanntes Atmen ist immer Atmen Sie durch Ihre Nase ein, und blähen Sie Ihren Bauch auf. Wenn Sie ausatmen, ziehen Sie Ihren Bauch zusammen und zwingen die Luft sanft durch Ihre Lungen hoch und hinaus durch Ihre Nase oder Ihren Mund, was immer Sie vorziehen.

Was ist, wenn ich nicht visualisieren kann?

Geben Sie sich selbst die Erlaubnis zu visualisieren. Lassen Sie es zu, dass Ihr Verstand spielt und schöpferisch tätig ist und an den Bildern, die Sie sehen, wächst. Haben Sie Geduld mit sich selbst. Fragen Sie sich: „Wenn ich visualisieren könnte, was würde ich dann sehen?"

Fangen Sie mit Objekten an, die Ihnen vertraut sind. Stellen Sie sich einen Raum Ihres Hauses vor, Ihren Lieblingsurlaubsort oder das Bild eines geliebten Menschen. Fügen Sie dem Bild Bewegung und Farbe hinzu, und gestatten Sie Ihrem Verstand, frei zu sein und durch die Bilder, die Sie schaffen, zu streifen. Üben Sie das Visualisieren, wie Sie auch andere Dinge üben, und bald werden Sie in der Lage sein, fantastische, imaginäre Szenen zu visualisieren, die Ihre gezielten Imaginationen stimulieren und verschönern.

Wenden Sie sich nun den Reisen in diesem Buch zu. Blättern Sie es durch, und wählen Sie diejenigen Reisen aus, die für Sie in diesem Augenblick am besten sind. Vielleicht lesen Sie sie zuerst leise für sich selbst, später dann laut.

Genießen Sie diese Reisen, genießen Sie deren wunderbare, lebendige Bilder, die Verbesserung Ihrer Lebensqualität und die Fähigkeit dieser Reisen, Ihnen bei der Realisierung Ihrer Ziele und Wünsche zu helfen.

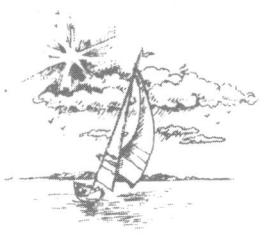

Entspannung und Stressabbau

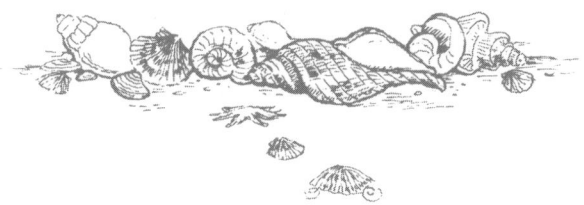

1
Konstruktive Ruhepause

IHRE MEDITATIONSFÜHRERIN: PAULINE FISHER

„Richten Sie Ihren Körper auf eine ‚un-tätige' Weise aus."

Einführung

Bei dieser Technik handelt es sich um die Abwandlung einer Methode aus Lulu Seweigards Buch *„Human Movement Potential"*. In meiner Auslegung dieser Methode verbindet sich Körperbewusstsein mit Entspannung und beruhigenden Vorstellungsbildern. Diese Methode ist besonders hilfreich, um Verspannungen im unteren Rückenbereich aufzulösen.

Die Reise

Bevor Sie anfangen, legen Sie alles Unbequeme ab und öffnen alles, was Sie einengt, wie beispielsweise Schmuck, Gürtel oder den Hosenbund. Suchen Sie sich einen Stuhl oder ein Sofa, Judas Sie Ihre Beine legen können, während Sie in bequemer Stellung auf dem Boden liegen. Lassen Sie neben und hinter sich genügend Platz. Legen Sie Ihre Unterschenkel auf den Stuhl, und kreuzen Sie die Arme über der Brust. Dann lassen Sie die Arme fallen, einfach fallen. Halten Sie sich ganz zurück. Lassen Sie Ihre Arme in Richtung auf den Boden oder direkt auf den Boden fallen. Schließen Sie Ihre Augen, und atmen Sie einige Male tief ein und aus. Stellen Sie sich vor, Ihr Atem wandert von Ihren Zehen über Ihre Beine bis zu Ihrer Hüfte hinauf: dann weiter zu Ihrem Torso, den Armen, dem Hals und schließlich zu Ihrem Scheitel. Wenn Sie ausatmen, spüren Sie, wie die Wärme durch Ihren ganzen Körper wandert und ihn an den äußersten Spitzen Ihrer Finger und Zehen verlässt.

Atmen Sie tief ein. Folgen Sie Ihrem Atem mit Ihrem geistigen Auge durch Ihren Körper und wieder hinaus. Stellen Sie sich vor, Ihre Beine hängen an Einem Kleiderbügel wie eine Hose. Ihre Knie sind über den Bügel geknickt, Ihre völlig entspannten Beine hängen oben, während Ihr Körper weiter auf dem Boden liegt. Sehen Sie, wie all die Falten der Hose langsam auf den Boden gleiten, genau an die Stelle, an der Ihre Beine durch Gelenke mit der Hüfte verbunden sind. Stellen Sie sich vor, wie Troddeln von Ihren Knöcheln baumeln. Stellen Sie sich vor, wie sich die Vorder- und Rückseite dieser Hose über den Kniescheiben berühren. Sie atmen ein und spüren, wie sich alle Falten in der Hose an dieser Stelle sammeln. Sie atmen aus und spüren, wie diese Falten auf den Boden fallen. Wiederholen Sie diese Vorstellung vor Ihrem geistigen Auge. Wenn Sie einatmen, denken Sie daran, die Falten zu sammeln, und wenn Sie ausatmen, fallen die Falten auf den Boden. Wiederholen Sie das noch einmal. Atmen Sie ein und sammeln Sie. Atmen Sie aus und spüren Sie, wie die Falten bis hinunter auf den Boden fallen, genau an die Stelle, an der sich Ihre Beine mit dem Oberkörper verbinden.

Stellen Sie sich vor, Sie tragen einen Frack und die Rockschöße dieser Frackjacke liegen unter Ihrem Stuhl auf dem Boden. Die Jacke hat einen tiefen Ausschnitt und lange Ärmel mit Troddeln an den Handgelenken. Die Arme sind immer noch über der Brust gekreuzt. Sehen Sie, wie diese Troddeln auf den Boden fallen. Stellen Sie sich jetzt vor, wie irgendjemand seine Hand sanft auf Ihren Brustkorb an der Vorderseite der Jacke legt und Sie beim Einatmen sanft schaukelt. Während Sie ausatmen, spüren Sie, wie die Vorderseite der Jacke auf dem Boden die Rückseite der Jacke berührt. Wenn Sie wieder einatmen, spüren Sie, wie diese Hände Ihren Torso sanft von einer Seite auf die andere schaukeln, und wenn Sie ausatmen, spüren Sie, wie die Jacke auf den Boden fällt und die Vorderseite die Rückseite berührt.

Stellen Sie sich nun vor, Sie tragen einen Rollkragenpullover unter der Frackjacke. Sie fühlen, wie der Rollkragenpullover aus dem tiefen Ausschnitt herausragt. Spüren Sie, wie eine imaginäre Hand leicht den Bereich Ihres Brustbeins berührt, das zwischen Ihren Brüsten liegende Zentrum Ihres Brustkastens. Sie atmen ein und spüren, wie sich die Vorderseite des Rollkragenpullovers weitet und anschließend ganz auf den Boden fließt. Sie atmen aus und spüren, wie die Vorderseite die Rückseite berührt. Und wieder atmen Sie ein, und wenn Sie ausatmen, spüren Sie, wie die imaginäre Hand sanft Ihren Brustkorb von einer Seite zur anderen schaukelt. Die Vorderseite des Rollkragenpullovers fließt völlig auf den Boden und berührt dort die Rückseite. Stellen Sie sich auch vor, dass auf Ihrem Kopf ein komischer kleiner Hut sitzt, wie ihn Hofnarren zu tragen pflegten. Der Hut besteht aus miteinander verbundenen Dreiecken, und es baumeln Troddeln daran. Wenn Sie einatmen, sehen und spüren Sie den kleinen Hut, und wenn Sie ausatmen, spüren Sie, wie er auf den Boden sinkt.

Stellen Sie sich vor, Sie haben eine Menge Falten am unteren Ende Ihres Rückgrats in der Höhe Ihres Beckens. Stellen Sie sich jetzt an dieser Stelle zwei Hände vor. Sehen Sie, wie die Finger alle diese Falten sammeln, während Sie einatmen, und wenn Sie ausatmen, glätten die Finger alle Falten der Jacke bis hinunter zu den Rockschößen. Sehen Sie vor Ihrem geistigen Auge, wie die Finger erneut die Falten sammeln, wenn Sie einatmen. Wenn Sie ausatmen, spüren Sie, wie die Finger diese Falten bis hinunter zu den Rockschößen glätten. Wenn Sie bereit sind, stellen Sie sich noch einmal die Finger vor, diesmal etwas höher, nahe bei Ihrer Wirbelsäule in der Höhe Ihres Brustkastens. In diesem Bereich gibt es nicht so viele Falten wie bei Ihrem Becken, dennoch sammeln die Finger alle vorhandenen Falten. Sie atmen ein und spüren, wie die Finger sammeln. Sie atmen aus und spüren, wie sie all die Falten bis hinunter zu den Rockschößen glätten. Wiederholen Sie dies vor Ihrem geistigen Auge noch einmal. Denken Sie daran, wenn Sie einatmen, sammeln Ihre Finger, und wenn Sie ausatmen, fühlen Sie, wie sich die Falten bis zu den Rockschößen glätten.

Wenn Sie bereit sind, stellen Sie sich dieses Mal die Finger nahe Ihres Rückgrats in der Höhe der Schulterblätter vor. Auch hier sind nicht so viele Falten wie in anderen Bereichen, aber Sie atmen ein, und die Finger sammeln alle vorhandenen Falten, und wenn Sie ausatmen, glätten die Finger alle Falten bis hinunter zu den Rockschößen.

Atmen Sie vor Ihrem geistigen Auge noch einmal ein und sammeln Sie. Wenn Sie ausatmen, glätten Sie die Falten, verlängern Sie Ihr Rückgrat. Verändern Sie nun ganz langsam die Position Ihrer Arme. Legen Sie Ihre Ellbogen auf den Boden. Ihre Finger ruhen sanft auf Ihren Hüften (oder auf Ihrer Taille, je nachdem, was für Sie angenehmer ist). Öffnen Sie Ihre Schulterblätter ein wenig, und lassen Sie Ihre Schultern fallen.

Stellen Sie sich nun vor, dass sich unter Ihnen direkt unter Ihrem Rückgrat auf Schulterhöhe – einige Finger befinden und ebenso vor Ihrem Schlüsselbein, dem Knochen unterhalb Ihres Halses.

Diesmal glätten die Finger die Falten in Richtung auf die Wand neben Ihnen. Sammeln Sie, während Sie einatmen, und wenn Sie ausatmen, spüren Sie, wie sich die Falten glätten – über die Schultern hinweg auf die Wände zu – und dabei Ihre Jacke weiten. Spüren Sie wieder diese Finger an Ihrem Rücken und Ihrem Rückgrat und vorn in Höhe des Schlüsselbeins. Sammeln Sie, während Sie einatmen, und wenn Sie ausatmen, glätten sich die Falten bis hin zu der Wand und weiten die Jacke. Wiederholen Sie diesen Vorgang auf der anderen Seite.

Wenn Sie dazu bereit sind, bewegen Sie die imaginären Finger auf Ihren Brustkorb nahe des Rückgrats zu. Wenn Sie einatmen, sammeln sie die Falten, und wenn Sie ausatmen, spüren Sie, wie die Falten sich in Richtung auf die Wände neben Ihnen zunehmend glätten. Wenn Sie wieder einatmen, spüren Sie nochmals, wie die Finger die Falten sammeln, und wenn Sie ausatmen, spüren Sie, wie sie sie bis zu den Wänden hin glätten. Wiederholen Sie diesen Vorgang auf der anderen Seite.

Nun lassen Sie diese Finger zu Ihrem Becken hinunterwandern. Atmen Sie ein, und sammeln Sie die Falten, und wenn Sie ausatmen, glätten Sie sie in Richtung auf Ihre Seite. Wiederholen Sie diesen Vorgang mit den imaginären Fingern: Hinunter zu Ihrem Becken, einatmen und sammeln, und wenn Sie ausatmen, glätten und immer weiter glätten. Wiederholen Sie diesen Vorgang auf der anderen Seite. Stellen Sie sich vor, wie zwei Hände die Seiten Ihres Körpers berühren. Wenn Sie einatmen, spüren Sie diese Hände, und wenn Sie ausatmen, spüren Sie, wie sich Ihre Seiten ausweiten. Atmen Sie noch einmal ein, und spüren Sie diese Hände. Wenn Sie ausatmen, spüren Sie, wie Sie sich zusammen mit der Jacke und Ihrem Körper bis zu den Wänden ausbreiten. Stellen Sie sich das Ende Ihrer Wirbelsäule vor – das Steißbein – und stellen Sie sich die Spitze Ihrer Wirbelsäule vor. Spüren Sie, wie sich Ihr Rückgrat bis zu Ihrem Scheitel hinauf ausweitet. Wenn Sie einatmen, schärfen Sie Ihr Bewusstsein, und wenn Sie ausatmen, spüren Sie, wie die beiden Enden länger werden, sich glätten und immer länger werden. Wiederholen Sie dies noch einmal, und richten Sie Ihr Bewusstsein auf die beiden Enden – vom Steißbein am unteren Ende der Wirbelsäule bis hinauf zu Ihrem Scheitel. Atmen Sie jetzt ein. Wenn Sie ausatmen, spüren Sie, wie Ihr Körper länger wird. Lassen Sie Ihre Gedanken frei schweben, und klammern Sie sich nicht an sie. Seien Sie sich Ihres Körpers bewusst, seines Gewichts und des Gefühls Ihrer baumelnden Beine. Wenn Sie dazu bereit sind, kommen Sie ganz langsam zurück, ohne Kraftanstrengung, ohne Hast. Ziehen Sie Ihre Knie langsam auf Ihren Brustkorb, und begeben Sie sich mit so wenig Spannung wie möglich in eine sitzende oder stehende Position, während Sie Ihr Bewusstsein auf Ihren Atem, Ihren Körper und das Gefühl der Entspannung richten.

2
Die verzauberte Höhle

Ihre Meditationsführerin: Madeleine Cooper

„Manchmal brauchen wir die Erlaubnis,
unsere Last abzulegen."

Einführung

Der Strand symbolisiert für viele meiner Patienten und Patientinnen einen entspannenden, besonderen Ort. Diese gezielte Imagination wurde durch meine eigenen Erfahrungen in den Höhlen entlang der Küste Kaliforniens inspiriert. Sie bietet Erleichterung bei chronischem Stress und eine umfassende Erfahrung des Friedens. Ein extrem ängstlicher oder depressiver Mensch sollte diese Imagination anfangs dreimal täglich anwenden. Ansonsten ist sie gut für den Abend geeignet.

Die Reise

Sie fühlen sich wohl und gelöst. Mit geschlossenen Augen atmen Sie völlig normal.

Sie stehen jetzt am oberen Ende einer Treppe, die zu einem bezaubernden Strand führt. Sie schauen auf das Meer hinaus und auf das glitzernde Wasser vor Ihnen. Die Meeresbrise zerzaust Ihr Haar. Sie atmen. Die Luft schmeckt wunderbar sauber. Lassen Sie zu, dass diese Brise die Oberfläche Ihrer Haut streichelt. Der Strand wirkt einladend, also greifen Sie nach dem Holzgeländer und steigen langsam die stabilen, handgearbeiteten Treppenstufen hinunter.

Während Sie die Stufen hinuntersteigen, führt Sie jeder Schritt in einen tieferen Zustand der Entspannung ... tiefer... und tiefer. Die Treppen hinunter ... sicher ... ganz sicher ... bequem ... und tief entspannt.

Jetzt befinden Sie sich am Strand. Warmer Sand unter Ihren Füßen. Sie ziehen Ihre Schuhe aus und lassen sie an der Treppe zurück. Sie spüren den warmen Sand unter Ihren Füßen. Sie sinken in den Sand ein. Es fühlt sich gut an, wenn Sie Ihre Zehen um die bräunenden Sandkörner krümmen. Sie machen große Schritte, um ans Wasser zu gelangen ... Sie sind ganz entspannt ... Sie fühlen sich ganz sicher ... Algen ... herrenloses Treibholz ... Muscheln.

Hier sind Sie nun, hier, wo Wasser und trockener Strand aufeinandertreffen. Sie gehen am Meeresufer entlang.

Die Brandung tost. Neben Ihnen rollen die Wellen heran, und kleine Schaumblasen spielen mit Ihren Zehen, bevor sie wieder ins Meer zurückrollen. Sie sind völlig entspannt ... Eine Möwe fliegt über Sie hinweg und schreit dabei. Sie folgen ihr, und plötzlich stehen Sie vor einer Ansammlung bemooster Felsen. Sie klettern mühelos darüber hinweg. Sie befinden sich nun in einer kleinen, ruhigen Höhle.

Sie sehen sich in diesem kleinen Wunderwerk um. Die Höhle ist wie ein Hufeisen geformt. Sie können immer noch den Ozean sehen, auf den scheckig der Sonnenschein fällt, und die kleinen, weißen Schaumkämme. In der Ferne zieht ein Schiff vorbei. Sie atmen die feuchte Salzluft tief ein und riechen den Duft des Meeres. Die Möwe ist weitergeflogen und hat Sie in dieser besonderen Kammer allein gelassen ... an Ihrem eigenen, privaten Strand, der sicher ist vor der Welt. Das Geräusch der Brandung, die kurz zuvor noch laut toste, ist verstummt.

Ihr Blick fällt auf ein Regal an dem einen Ende des Hufeisens, das aus goldenem Sandstein und einem Haufen dunkler, rauer Felsen geformt ist. Sie gehen hinüber und finden auf diesem Regal eine ungewöhnliche, kristallähnliche Schachtel. Sie können durch die Schachtel hindurchsehen; sie ist leer. Die Schachtel wirkt robust. Sie nehmen sie in die Hand. Die Schachtel ist recht schwer. Sie öffnen den Deckel.

Jetzt legen Sie eine Sorge nach der anderen in diese Schachtel ... all Ihre Kümmernisse und den Stress Ihrer Welt ... Schließen Sie nun den Deckel. Verschließen Sie die Schachtel ... Stellen Sie die Schachtel wieder auf das Regal. Irgendwie ist Ihnen klar, dass die Schachtel in Ihrer privaten Höhle unbemerkt bleiben wird. Sollten Sie jemals einen Blick auf den Inhalt werfen müssen, so wissen Sie, dass Sie in die Höhle zurückkehren und alles, was Sie hineingetan haben, eins nach dem anderen wieder herausnehmen können jedoch nur soviel, wie Sie handhaben können, nicht mehr ... Sie können die Schachtel aber auch für immer in der Höhle lassen.

Sie drehen sich um und suchen sich einen angenehmen Platz. Sie setzen sich hin. Sie lassen den Sand durch Ihre Finger gleiten. Sie fühlen sich glänzend ... so friedlich ... so entspannt ... atmend ... sich erneuernd ... so entspannt.

Legen Sie sich nun hin. Spüren Sie die Wärme, die langsam Ihr Rückgrat hochwandert und sich angenehm, wie eine Decke über Sie breitet.

Falls Sie dieses Band zum Einschlafen verwenden, fallen Sie jetzt in einen tiefen, erfrischenden Schlaf ... Wenn nicht, verlassen Sie die Höhle, und klettern Sie über die Felsen zum Strand zurück. Die Brandung tost wieder, während Sie zu der Stelle gehen, an der Sie Ihre Schuhe zurückgelassen haben. Nehmen Sie Ihre Schuhe, schlagen Sie die Sohlen aneinander und wischen Sie den Sand von sich ab. Ziehen Sie Ihre Schuhe an ... steigen Sie die Treppe wieder hinauf. Mit jeder Stufe fühlen Sie sich frischer und energievoller.

Eins – zwei – atmen Sie tief die warme, feuchte Meeresluft ein – drei – Sie wachen langsam auf – vier – Sie fühlen sich wohlig entspannt – fünf – hellwach erfrischt – wirklich entspannt – und voller Energie!

3

Der heilende Atem

IHRE MEDITATIONSFÜHRERIN: KAREN M. THOMSON

„Durch den Einsatz Ihres Atems
können Sie Heilung und Entspannung fördern."

Einführung

Suchen Sie sich für Ihre Meditation einen Ort, an dem Sie sich wohlfühlen, eventuell im Freien (wenn es das Wetter und Ihre Privatsphäre zulassen) und vielleicht noch ein oder zwei geschlossene Räumlichkeiten. Sie können sich hinlegen oder hinsetzen, was Ihnen lieber ist, solange Ihre Wirbelsäule, Ihr Hals und Ihr Kopf eine gerade Linie bilden und Ihr ganzer Körper entspannt ist. Zünden Sie eine Kerze an, läuten Sie eine Glocke, verbrennen Sie etwas Weihrauch oder spielen Sie entspannende Musik ab all dies kann Ihnen signalisieren, dass Ihre Meditationszeit nun begonnen hat. Halten Sie einen Rosenquarz oder Amethyst in der Hand, ein Kreuz, einen sechseckigen Stern oder irgendein Symbol beziehungsweise einen Stein, der Ihnen etwas bedeutet, denn das kann Ihnen bei Ihrer Meditation helfen. Diese Meditation gehört zu den beliebtesten in meinen Yoga- und Meditationsklassen aufgrund der herrlichen Entspannung und dem Wohlgefühl, das sie hervorruft.

Die Reise

Nehmen Sie zu Beginn mit irgendeinem der Meditationshilfsmittel, das Sie einsetzen wollen (oder mit keinem, wenn Sie das vorziehen) eine bequeme Haltung ein. Schließen Sie die Augen, und atmen Sie langsam und sehr tief: Denken Sie ausschließlich an Ihren Atem, und schalten Sie alle anderen Wahrnehmungen aus. Wenn andere Gedanken in Ihrem Kopf auftauchen und um Ihre Aufmerksamkeit wetteifern, stellen Sie einfach fest, dass sie da sind, und lassen Sie sie weiterziehen, während Sie still jede Emotion oder geistige Reaktion beobachten. Ihr spirituelles Selbst, Ihr Höheres Selbst, Ihr „Gott-Selbst" hat jetzt die völlige Kontrolle, und Ihr weltliches Selbst sowie Ihre weltlichen Gedanken machen während Ihrer Meditation eine Pause. Ihre Meditationszeit, um sich spirituell zu zentrieren und zu verjüngen, ist die wichtigste Verabredung, die Sie mit sich selbst treffen können. Wenn daher andere Gedanken auftauchen, erkennen Sie sie konsequent und entschlossen an, und lassen Sie sie los. Ihre stille Zeit steht jetzt ganz oben auf Ihrer Prioritätsliste. Wenn Sie aus Ihrer Meditation zurückkehren, werden Sie all Ihre Aufgaben wahrscheinlich besser als zuvor anpacken, da Sie Zeit hatten, sich durch die Meditation zu erfrischen und sich physisch, emotional, mental und spirituell zu zentrieren.

Atmen Sie in den nächsten Minuten langsam und tief. Mit jedem Atemzug spüren Sie, wie Sie immer entspannter werden. Wenn Sie einatmen, stellen Sie sich vor, wie Sie Ihren Körper mit Licht und Energie füllen und allem, was positiv ist. Wenn Sie ausatmen, lassen Sie alles los. Machen Sie sich klar, dass Sie aus Ihrem Körper alle Gifte, alle Ängste und Frustrationen freisetzen und jede Dunkelheit, Krankheit sowie alle Beschwerden.

Einatmen und Ausatmen sind gleichermaßen wichtig. Atmen Sie daher alles Positive tief ein, und atmen Sie die Negativität, die Sie nicht wollen und nicht brauchen, ebenso tief aus. Wenden Sie Ihre Gedanken nach innen, konzentrieren Sie sich ganz auf Ihren Atem.

Wenn Sie einatmen, atmen Sie Gottes Licht und Liebe und heilende Kraft ein; wenn Sie ausatmen, lassen Sie los, entspannen Sie sich, restlos und umfassend.

Stellen Sie sich über Ihrem Kopf einen Ball aus weißem Licht vor. Eine Kugel aus wirbelndem, weißem Licht, ein heilendes

Licht. Stellen Sie sich vor, wie sich Ihr Scheitel öffnet, als ob er die Blüte einer Blume ist, beispielsweise einer Lotusblume. Wenn Sie das nächste Mal einatmen, atmen Sie das weiße Licht durch Ihren Scheitel ein, und während das Licht in Ihren Kopf strömt und durch Ihren Hals und an Ihren Schultern hinunter, führt es ein warmes Gefühl mit sich. Das warme, weiße Licht füllt langsam Ihren Körper an und bewegt sich an Ihren Armen hinab und aus den Fingerspitzen hinaus. Atmen Sie aus, sobald Sie ausatmen müssen. Atmen Sie wieder ein, und fahren Sie fort, das Licht einzuatmen, das seinen Weg hinab durch Ihren Körper fortsetzt: durch den Brustkorb, durch den Rücken und die Wirbelsäule hinunter, durch den Magen und den Bauch, durch die Hüften und die Schenkel. Das Licht, das Sie Ihrem Körper bringen, wirkt sich auf jede Zelle Ihres Körpers heilend, ausgleichend und verjüngend aus – und ebenso auf jedes Organ, jeden Knochen, jeden Muskel, jedes Gelenk, jede Sehne, auf das ganze Gewebe, auf alle Körperflüssigkeiten auf jeden Teil Ihres Körpers. Wenn es irgendeinen Bereich Ihres Körpers gibt, in dem Sie Beschwerden haben, konzentrieren Sie das Licht, bis Sie diesen Teil des Körpers voll von Licht sehen können, umgeben von Licht und völlig heil, geheilt und in Harmonie mit dem Rest Ihres Körpers. Atmen Sie das Licht weiter ein, und sehen Sie, wie es beide Beine hinabströmt, durch die Knie, Waden, Knöchel, Füße und aus den Zehen hinaus. Sehen Sie, wie Ihr Körper nun völlig mit Licht angefüllt ist. Atmen Sie aus, aber sehen Sie Ihren Körper weiterhin voller Licht und Frieden und Liebe.

Atmen Sie tief noch mehr von diesem Licht ein, damit das Licht nun nicht nur Ihren gesamten Körper füllt, sondern auch mehrere Zentimeter über den Körper hinausstrahlt. Sehen Sie Ihren Körper voller Licht und umgeben von diesem weißen, heilenden Licht, das Schutz, Frieden, Liebe und heilende Energie symbolisiert.

Achten Sie darauf: wie Sie sich jetzt fühlen. Nehmen Sie einen tiefen Atemzug, und spüren Sie, wie entspannt Sie sind. Atmen

Sie erneut ein, und strecken Sie kräftig Ihren Körper. Spannen Sie jeden Muskel Ihres Körpers an. Atmen Sie aus, und entspannen Sie sich. Atmen Sie ein, strecken Sie sich, und spannen Sie jeden Muskel so kräftig an, wie Sie nur können. Atmen Sie nun aus, entspannen Sie sich, und lassen Sie los. Seien Sie sich Ihres friedlichen Zustandes und des tiefen Wohlgefühls bewusst, das Teil von Ihnen ist. Während Sie Ihren Dank aussprechen für die Wohltaten der Meditation, die Sie gerade erfahren haben, öffnen Sie Ihre Augen. Wenn Sie nun wieder die Welt der menschlichen Aktivitäten betreten, spüren Sie eine Art Erneuerung, ein erhöhtes Bewusstsein, ein wundervolles Wohlgefühl, zu dem Sie jederzeit zurückkehren können, indem Sie einfach Ihre Augen schließen, mehrmals langsam und tief atmen und sich daran erinnern, wie Sie sich in diesem Augenblick fühlen.

4
Eine Wiese voller Farben

IHRE MEDITATIONSFÜHRERIN: KAY HENRION

„Diese Meditation macht Spaß und entspannt."

Einführung

Bei dieser Meditation können Sie eine Vielzahl von Farben verwenden. Ich nehme Blau für die Liebe, Sie können Rosa mit Frieden gleichsetzen, Grün mit Heilung, Gelb mit Wissen und Erkenntnis, Orange mit Weisheit und Violett mit Führung. Diese wundervolle Meditation können Sie immer dann einsetzen, wenn Sie vor Ihrer Anspannung „fliehen" müssen. Es ist, als ob Sie sich auf einer geistigen Kurzreise befinden. Hinterher fühlen Sie sich erfrischt und bereit, sich Ihren Herausforderungen zu stellen.

Die Reise

Sie befinden sich auf einer wunderschönen Wiese. Über Ihnen wölbt sich der klare, blaue Himmel. Das Gras ist grün und riecht frisch und süß. Die Bäume um Sie herum sind smaragdgrün. In der Ferne fließt ein Bach. Sie können hören, wie er über die Steine plätschert. Sie gehen zu dem Bach hinüber und stecken Ihre Hand ins Wasser. Das Wasser ist kühl, und die Feuchtigkeit fühlt sich wie Seide auf Ihrer Haut an. Es bläst eine sanfte Brise, und Sie sind voller Gefühle der Liebe und des Friedens. Sie legen sich in dem weichen Gras auf den Rücken und lassen dieses Gefühl der Liebe um sich herumwirbeln wie einen sanften Wirbelwind. Langsam hebt dieser Wirbelwind Sie vom Boden und in Richtung auf den endlosen blauen Himmel. Das Blau des Himmels wird immer tiefer, während Sie immer höher schweben.

Kurzes Innehalten

Sie befinden sich jetzt in einer Sphäre, in der sich ständig verändernde Schattierungen von Blau herumwirbeln, vom tiefsten Königsblau zum hellsten Eiskristallblau. Die wirbelnden Schwingungen dieser Blautöne tragen Ihren Körper und hüllen Sie ein in das wunderbare Gefühl der Liebe. Lassen Sie zu, dass Ihr Körper von diesem Gefühl durchdrungen wird, lassen Sie Ihren Geist ruhig werden und erfahren, welche Erkenntnisse und Einsichten hier auf ihn warten.

Kurzes Innehalten

Es ist an der Zeit zurückzukehren. Sie fühlen sich rund und zufrieden. Wenn Sie dazu bereit sind, öffnen Sie Ihre Augen. Sie fühlen sich erfrischt und hellwach.

5

Entspannung

IHRE MEDITATIONSFÜHRERIN: PAULINE FISHER

„Eine gute Imaginationsübung
für das Bewusstsein der einzelnen Körperteile."

Einführung

Ich habe viele meiner Erfahrungen integriert, variiert und personalisiert und dadurch andere Menschen gefunden, die daran interessiert sind, die Techniken anzuwenden, die ich durch Entspannung, Meditation und Imagination entwickelt habe. Diese Visualisierung kann als externer Führer für die innere Stimme jedes Menschen dienen, und sie hilft dabei, einen schnelleren Zugang zur Entspannung und bisweilen zum Schlaf zu finden.

Die Reise

Fangen Sie damit an, dass Sie alles entfernen oder zumindest lockern, was Sie einengt – so zum Beispiel Schmuckstücke und Gürtel. Suchen Sie sich einen bequemen Platz, und legen Sie sich auf den Rücken. Lassen Sie Ihre Arme locker auf die Seite fallen. Strecken Sie Ihre Beine in gerader Linie zu Ihren Hüften aus. Nehmen Sie zwei oder drei tiefe Atemzüge. Während Sie dies tun, spüren Sie den Atem in Ihrem Körper. Folgen Sie Ihrem Atem – in den Körper hinein und wieder heraus. Folgen Sie Ihrem Atem, wenn er durch die Sohlen Ihrer Füße wandert, durch Ihre Waden und Schenkel, durch Ihre Lenden, Ihren Oberkörper, durch Ihre Arme und Ihren Hals ... bis hinauf zu Ihrem Kopf und dann hinaus. Nehmen Sie noch einen langsamen, tiefen Atemzug, der bis hinauf zu Ihrem Kopf reicht. Wenn Sie ausatmen, spüren Sie, wie der Atem Ihren Körper durch die äußersten Spitzen Ihrer Finger und Zehen verlässt. Rollen Sie Ihren Kopf langsam von einer Seite auf die andere, und lassen Sie alle Spannung los. Wiederholen Sie dies einige Male, und halten Sie Ihren Kopf dann ruhig in der Mitte. Konzentrieren Sie Ihre Aufmerksamkeit auf Ihren Körper, Ihren Atem und die Stimme Ihres Führers.

Atmen Sie jetzt normal, und richten Sie Ihre Aufmerksamkeit auf Ihre Kopfhaut. Wenn Sie einatmen, fühlen Sie jedes einzelne Haarfollikel auf Ihrer Kopfhaut. Wenn Sie ausatmen, lassen Sie los, entspannen Sie sich, schmelzen Sie dahin. Richten Sie Ihr Bewusstsein auf Ihre Ohren, wenn Sie einatmen. Wenn Sie ausatmen, lassen Sie los. Achten Sie weiterhin auf Ihren Atem. Richten Sie Ihr Bewusstsein auf Ihre Stirn, und wenn Sie ausatmen, lassen Sie los, entspannen Sie sich, werden Sie ganz locker. Nun sind Ihre Augenbrauen an der Reihe, wenn Sie einatmen, und wenn Sie ausatmen, lassen Sie los. Richten Sie Ihre Aufmerksamkeit auf Ihre Augenlider, wenn Sie einatmen, und wenn Sie ausatmen, entspannen Sie sich, lassen Sie los. Wenn Sie Schwierigkeiten haben, Ihre Augen im geschlossenen Zustand stillzuhalten, so versuchen Sie, sich auf Ihren Nasenrücken zu konzentrieren. Das wird Ihnen helfen, Ihre Augen ruhig zu halten. Richten Sie Ihre Aufmerksamkeit jetzt auf Ihre Nase. Folgen Sie dem Weg Ihres Atems, hinein und hinaus, und lassen Sie Ihre Nase los. Richten Sie Ihre Aufmerksamkeit auf Ihre Wangen und auf Ihre Wangenknochen, und wenn Sie ausatmen, entspannen Sie sich, lassen Sie los, schmelzen Sie dahin wie in einem surrealen Gemälde von Salvador Dali. Richten Sie Ihre Aufmerksamkeit jetzt auf Ihren Kiefer. Wenn Sie merken, dass Sie Ihre Zähne zusammenbeißen, dann öffnen Sie Ihren Mund ein wenig, und wenn Sie ausatmen, lassen Sie los, entspannen Sie sich.

Richten Sie Ihre Aufmerksamkeit auf Ihre Lippen und Ihren Mund, auf Ihre Zähne, Ihren Gaumen und Ihre Zunge. Wenn Sie ausatmen, lassen Sie los, entspannen Sie sich. Richten Sie

Ihre Aufmerksamkeit auf den Punkt am Haaransatz über Ihrer Nase. Stellen Sie sich zwei Linien vor, die von diesem Punkt aus am Haaransatz entlang hinter Ihre Ohren bis zu Ihrem Genick wandern und um Ihr Kinn herum und in Ihren Mund. Folgen Sie dieser Linie, wie Sie durch Ihren Gaumen wandert, außen und innen, hinauf und hinunter. Richten Sie Ihre Aufmerksamkeit wieder auf Ihren Hals, innen und außen, auf die Haut außen und auf alles andere im Innern des Halses. Wenn Sie ausatmen, lassen Sie los, spüren Sie, wie Ihr Hals zerfließt und in den Boden sinkt. Richten Sie Ihre Aufmerksamkeit auf Ihre Schultern. Wenn Sie ausatmen, lassen Sie Ihre Schultern ganz sanft los. Tun Sie dies vor Ihrem geistigen Auge. Lassen Sie geistig einfach los. Richten Sie Ihr Bewusstsein auf Ihre Oberarme und Ellbogen, außen und innen, und wenn Sie ausatmen, entspannen Sie sich, lassen Sie los, schmelzen Sie dahin. Richten Sie Ihre Aufmerksamkeit auf Ihre Unterarme und Handgelenke, und lassen Sie sie los. Richten Sie jetzt Ihr Bewusstsein auf Ihre Hände; die Handflächen, die Handrücken und jeden einzelnen Finger. Beginnen Sie mit der rechten Hand, dem kleinen Finger, dem Ringfinger, dem mittleren Finger, dem Zeigefinger und dem Daumen. Die linke Hand: der Daumen, der Zeigefinger, der mittlere Finger, der Ringfinger und der kleine Finger. Richten Sie Ihre Aufmerksamkeit auf Ihre Wirbelsäule, beginnen Sie ganz oben, und arbeiten Sie sich Wirbel für Wirbel an der Wirbelsäule hinunter, bis zum Steißbein. Lassen Sie Ihren Geist über Ihre Wirbelsäule gleiten wie Finger über die Tasten eines Klaviers … plink … plink … bis ganz hinunter. Richten Sie Ihr Bewusstsein auf Ihren Brustkorb, Ihr Brustbein und Ihre Rippen, vorn und hinten. Wenn Sie ausatmen, spüren Sie, wie Sie zerfließen und in den Boden sinken. Richten Sie Ihre Aufmerksamkeit auf Ihre Taille und Ihr Zwerchfell, und wenn Sie ausatmen, lassen Sie zu, dass es zerfließt und in den Boden sinkt, entspannen Sie sich, lassen Sie los.

Sehen Sie vor Ihrem geistigen Auge Ihr Becken als Gefäß, fühlen Sie es, stellen Sie sich den Deckel und den hinteren Teil vor, wo die meisten der Muskeln am Körper sitzen. Wenn Sie langsam ausatmen, lassen Sie los, entspannen Sie sich. Lassen Sie das Gesäß los und die Genitalien und die Gelenke, mit denen Ihre Beine mit dem Rumpf verbunden sind. Spüren Sie das Gewicht Ihres Körpers, der Teile, die Sie losgelassen haben. Werden Sie zu Bewusstsein. Richten Sie Ihr Bewusstsein auf Ihre Schenkel, innen und außen und um die Schenkel herum, in denen sich die größten Knochen des Körpers befinden, und lassen Sie los. Entspannen Sie Ihre Knie, hinten und vorn. Spüren Sie die Kniescheibe wie ein Eigelb, und lassen Sie sie geistig los. Wandern Sie hinunter in Ihre Unterbeine, in die Waden, die Schienbeine und die Knöchel, entspannen Sie alle diese Bereiche, während Sie zu den Fersen übergehen und zum Rist, zum Mittelfuß und den Fußballen und zu jedem einzelnen Zeh. Beginnen Sie mit dem linken Fuß: Ihr kleiner Zeh, der Zeh daneben, der mittlere Zeh, der Zeh daneben und der große Zeh ... und Ihr rechter Fuß: der große Zeh, der Zeh daneben, der mittlere Zeh, der Zeh daneben und der kleine Zeh.

Prüfen Sie jetzt kritisch Ihren Körper. Lassen Sie Ihr geistiges Auge Ihren Körper hinauf und wieder hinunter wandern. Wenn es noch irgendwelche Stellen gibt, an denen Sie Anspannung verspüren, atmen Sie in diese Stellen hinein. Stellen Sie sich Ihren Atem als Luftbläschen vor, das in diese verspannte Stelle hineingeatmet wird, und wenn Sie ausatmen, spüren Sie, wie die Spannung davonfliegt. Vielleicht wollen Sie sich an dieser Stelle ein weißes Licht vorstellen oder eine Schmuckkugel für den Weihnachtsbaum. Während Sie ein- und ausatmen, sehen Sie, wie diese Kugel in eine Million Stücke zerbricht und alle Teile aus Ihrem Körper herausschweben. Spüren Sie das Gewicht Ihres Körpers auf dem Boden. Machen Sie sich bewusst, wo Ihr Körper den Boden berührt ... und wo er ihn nicht berührt. Werden Sie durch den Boden gestützt, oder pressen Sie sich gegen ihn? Nehmen Sie es einfach wahr. Urteilen Sie nicht, seien Sie sich der Tatsache einfach bewusst.

Kurzes Innehalten

Stellen Sie sich vor, Sie befinden sich an einem Strand. Spüren Sie die Wärme der Sonne, und hören Sie die Geräusche um sich herum, vielleicht Möwen, den Ozean und die Wellen. Riechen Sie die salzige Luft; schmecken Sie sie. Spüren Sie, wie sich Ihr Körper in den Sand presst. Sie sehen, wie kleine Wellen an den Strand gespült werden. Sie sehen, wie die Sonne prachtvoll auf diesen kleinen Wellen glitzert. Lassen Sie zu, dass die äußerste Welle Ihre Zehen berührt. Lassen Sie zu, dass diese Welle Ihren Körper langsam und sanft auf das ruhige Meer hinausträgt. Langsam, ganz langsam spüren Sie die Kühle des Wassers unter Ihrem Körper und die Wärme der Sonne über Ihnen. Seien Sie sich der gelegentlichen Wasserspritzer auf Ihrem Körper bewusst, und spüren Sie die Bewegung des Wassers unter Ihnen. Lassen Sie zu, dass sich Ihr Körper als Antwort darauf ebenfalls bewegt. Seien Sie sich bewusst, wie unterschiedlich es sich anfühlt, wenn Ihr Körper auf dem Wasser treibt, und wenn er im Gegensatz dazu schwer im Sand liegt. Treiben Sie weiter. Lassen Sie jetzt Ihren Geist zum Himmel reisen und sich eine bauschige weiße Wolke, Ihre Wolke, aussuchen. Langsam schwebt Ihr Körper zu dieser Wolke Sie schweben und schweben, höher und immer höher. Sie segeln mit Ihrer Wolkengefährtin langsam in der Brise. Spüren Sie den Unterschied, wie es ist, in der Luft mit einer Wolke zu schweben, und wie es im Gegensatz dazu ist, im Wasser zu treiben.

Kurzes Innehalten

Wenn ich bis drei zähle, stellen Sie sich den Ort vor, an dem Sie sich am liebsten entspannen, einen Ort, an dem Sie schon einmal gewesen sind oder den Sie jetzt vor Ihrem geistigen Auge erschaffen. Wenn Sie dort sind, so stellen Sie sicher, dass Sie alles, was sich dort befindet, sehen, fühlen, riechen, hören und schmecken. Wenn sich dieser Ort in einem Haus befindet, seien Sie sich bewusst, wo die Steckdosen sind, die Möbel, die Bilder an der

Wand. Wenn sich dieser Ort im Freien befindet, seien Sie sich der Farben und des Wetters bewusst. Achten Sie auf Ihre Kleidung und den Boden unter Ihren Füßen. Eins ... zwei ... drei ... Sie sind dort. Nehmen Sie sich die Zeit, mit all Ihren Sinnen völlig dort zu sein. Denken Sie daran: Sehen, fühlen, riechen, hören und schmecken Sie alles, was dort ist. An diesem Ort denken Sie an ein Wort ... Ihr Wort ... ein Wort wie *Stille, Frieden* oder *Liebe*. Spüren Sie dieses Wort in sich, in all Ihren Poren, in Ihren Knochen und Nerven und Muskeln und im Blut, in jedem einzelnen Teil Ihres Körpers. Atmen Sie es ein, und wenn Sie es ausatmen, teilen Sie es. Sie sind dieses Wort. Ihre Aura wird zu diesem Wort, und jeder, der sich Ihnen nähert, wird gemeinsam mit Ihnen zu diesem Wort.

Kurzes Innehalten

Sie wissen, dass Sie dieses Gefühl hervorrufen können, wann immer Sie dies wollen. Schließen Sie einfach Ihre Augen, nehmen Sie ein paar tiefe Atemzüge, und zählen Sie rückwärts von drei bis eins. Denken Sie an dieses Gefühl, und machen Sie sich klar, dass Sie an diesen Ort und in diese Zeit zurückkehren können. Es gehört Ihnen.

Wenn Sie dazu bereit sind, kehren Sie mit Ihrem Bewusstsein langsam in die Gegenwart zurück. Spüren Sie wieder den Boden unter Ihrem Körper. Allmählich hören Sie die Geräusche Ihrer Umgebung und lassen diese ganz langsam in sich einsinken. Lassen Sie Ihre Arme auf dem Boden entlanggleiten, bis über Ihren Kopf. Rekeln Sie sich, als ob Sie auf einer Streckmaschine liegen und Ihre Finger in die eine, Ihre Zehen in die andere Richtung gezogen werden. Wackeln Sie mit allem, was zwischen Ihrem Kopf und Ihren Zehen liegt. Werden Sie sich Ihres ganzen Körpers bewusst, Vorderseite, Rückseite, rundherum. Sie sind hellwach. Wenn Sie dazu bereit sind, setzen Sie sich auf oder stellen Sie sich hin. Fahren Sie mit so wenig Spannung wie möglich fort, sich Ihres Atems sowie Ihres entspannten Zustandes bewusst zu sein.

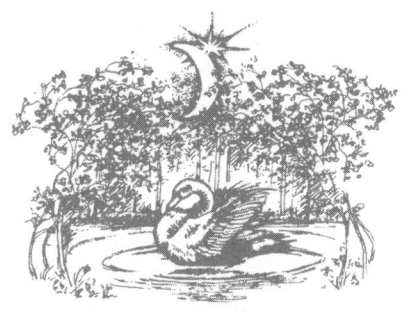

Zugang zum Höheren Selbst

6

Die Türme des Lichts

Ihre Meditationsführerin: Ernestine Wolfe-Cline

„Diese Meditation kann Sie
zu einem harmonischeren Bewusstseinszustand führen."

Einführung

Wenn Sie sich durch das Farbspektrum dieser Imaginationsübung bewegen, spüren Sie möglicherweise, wie dieser kraftvolle Imaginationsprozess Ihre Wahrnehmungsfähigkeit intensiviert. Sie können sensibler werden, wenn Sie diese Übung regelmäßig durchführen.

Die Reise

Setzen Sie sich mit geradem Rücken bequem hin, die Füße flach auf dem Boden und die Hände mit nach oben gerichteten Handflächen in den Schoß gelegt. Atmen Sie langsam und tief, und entspannen Sie alle Muskeln Ihres Körpers. Lassen Sie die Anspannungen des Tages verschwinden. Sie fühlen sich entspannt und in Frieden mit sich selbst.

Umgeben Sie sich mental mit einer großen Lichtblase. Richten Sie Ihre Aufmerksamkeit auf das Zentrum Ihres Wesens. Spüren Sie, wie Sie sich an einem stillen Ort befinden. Sitzen Sie einige Minuten ganz still. Seien Sie sich des Raums um Sie herum bewusst, des Universums. Sehen Sie sich umgeben von einem herrlichen Mitternachtshimmel voller Sterne und Planeten. Stellen Sie sich vor, wie Sie sich langsam durch diese prachtvolle Sphäre bewegen.

Vor Ihnen strahlt ein Licht, das Sie anzieht. Sie nähern sich und erkennen allmählich die vielen Farben, aus denen dieses Licht besteht.

Sie gehen näher heran und entdecken, dass jede Farbe ein gewaltiger Turm aus Licht ist. Sie gehen auf den ersten Turm zu. Er ist rot. Sie steigen zur Spitze dieses roten Turmes hinauf und tanzen dort oben. Atmen Sie das Rot in jede Zelle Ihres Wesens. Spüren Sie es.

Kurzes Innehalten

Gehen Sie nun zum zweiten Turm aus Licht. Das orangefarbene Licht des Turmes ist klar und funkelt. Sie gehen durch dieses Licht hindurch – Sie atmen es ein. Sie schmecken und fühlen es. Lassen Sie das Orange durch Ihr Wesen strömen.

Kurzes Innehalten

Jetzt treiben Sie auf den nächsten Turm aus Licht zu. Er funkelt in einem klaren, edelsteinfarbenen Gelb. Sie steigen zur Spitze dieses gelb strahlenden Turmes auf. Ihr Körper wird darin getränkt. Spüren Sie, wie dieses Licht jede Zelle Ihres Körpers nährt.

Kurzes Innehalten

Es ist an der Zeit, sich zum nächsten Turm aus Licht aufzumachen. Ihnen fällt die Schönheit des grünen Lichts dieses Turmes auf. Das Grün funkelt und strahlt in den Farben des Smaragds. Lassen Sie den heilenden Glanz durch Ihr gesamtes Körpergewebe dringen. Spüren Sie es. Tauchen Sie jede einzelne Zelle hinein.

Kurzes Innehalten

Schreiten Sie nun zum nächsten Turm aus Licht. Er ist indigoblau. Das Indigo ist klar und strahlt in den Farben eines Edelsteins. Es funkelt wie der klare, mitternachtsblaue Himmel. Tanzen Sie durch dieses Indigo. Spüren Sie es. Atmen Sie es in Ihr Wesen. Berühren Sie es. Riechen Sie es. Schmecken Sie es.

Kurzes Innehalten

Gehen Sie jetzt zum nächsten Turm aus Licht. Er ist violett. Klar, funkelnd und in der Farbe des Edelsteins Amethyst. Gehen Sie hinein und hindurch. Spüren Sie die reine Struktur. Ziehen Sie das Violett in Ihr Wesen. Spüren Sie seinen Glanz und seine heilende Energie.

Kurzes Innehalten

Während Sie noch auf dem violetten Turm stehen, wirbelt plötzlich ein reines, weißes Licht über Ihnen. Lassen Sie es so schnell herumwirbeln, wie Sie nur können. Schließlich sind Sie völlig von einer Spirale aus reinem, weißen Licht umgeben. In diesem hochgradig harmonischen Bewusstseinszustand verharren Sie still eine Weile und lassen sich in Ihre eigene Erfahrung fallen.

Kurzes Innehalten

Wenn Sie dazu bereit sind, lassen Sie sich durch diese Spirale aus reinem, weißem Licht langsam und mühelos durch jeden Turm farbigen Lichtes tragen: Violett, Indigo Sie schweben langsam Blau, Grün, Gelb, Orange und schließlich das klare, edelsteinfarbene Rot.

Sie befinden sich an Ihrem friedlichen Ort. Konzentrieren Sie Ihre Aufmerksamkeit auf Ihren Atem. Atmen Sie langsam und mühelos. Lassen Sie sich von Ihrem Atem dabei helfen, Ihr Bewusstsein zurück in Ihren Körper zu tragen. Bewegen Sie sich langsam und locker, während Sie Ihr Bewusstsein in Ihren Körper und in dessen Umgebung zurückführen. Erst wenn Sie sich Ihres Körpers und seiner Umgebung völlig bewusst sind und sich wohlig und bereit fühlen, kehren Sie zu Ihren anstehenden Aktivitäten zurück.

7
Die persönliche Lösung

IHRE MEDITATIONSFÜHRERIN: DR. LYNN B. ROBINSON

„Wenn Sie diese Meditation einsetzen,
können Sie Ihr gewaltiges Potenzial anzapfen,
Ihre Probleme klären und einer Lösung zuführen."

Einführung

Das Ziel dieser Visualisierung liegt darin, sich der alternativen persönlichen Lösungen für die Probleme beziehungsweise Herausforderungen Ihres Lebens bewusst zu werden. Sie wurde geschaffen, um Kunden aus Management und Führungsebenen zu helfen, ihre eigenen kreativen Problemlösungskräfte zu verstehen und einzusetzen. Als Ergebnis entstanden neue Ideen, Synergieeffekte sowie Zufriedenheit mit den vorliegenden Lösungen. Setzen Sie diese Imagination immer dann ein, wenn die Lösung eines Problems unklar oder schwierig erscheint.

Die Reise

Sie sitzen bequem und entspannt in Ihrem Sessel. Sie atmen langsam und tief. Atmen Sie ein, und lassen Sie das goldene Licht nach innen strömen. Atmen Sie aus, und verjagen Sie den grau gewordenen Atem und alle grauen Gedanken. Frisches, goldenes Licht einatmen. Abgestandene, dunkle Kohlenstoffe ausatmen. Frische Einsichten einatmen, alte Vorstellungen ausatmen.

Atmen Sie auch weiterhin langsam, aber ziehen Sie Ihr Bewusstsein von Ihrem Atem ab und richten Sie es auf die Gesamtheit Ihres Körpers. Lassen Sie Ihr Bewusstsein alle Teile Ihres Körpers mit dem frischen, belebenden Atem, den Sie eingeatmet haben, in Berührung bringen. Spüren Sie, wie jede Zelle Ihres Körpers vor der Neuheit des Augenblicks erbebt. Machen Sie sich klar, dass Sie voller Leben sind und Ihnen all die Informationen zur Verfügung stehen, die Sie benötigen, zusammen mit den Lösungen, die Sie sich wünschen.

Konzentrieren Sie sich in der Gewissheit, dass Ihr Wissen Ihrem Bewusstsein zwar untergeordnet, jedoch voll vorhanden, ist, auf eine Situation, die Sie auflösen wollen, oder auf ein Problem, das Sie lösen wollen. Fühlen Sie es. Sehen Sie seine Dimension. Hören Sie seine Parameter. Riechen Sie, wie das Problem riechen könnte. Schmecken Sie es. Berühren Sie das Problem in der Form, die Sie ihm gegeben haben. Lassen Sie nun zu, dass diese Form sich verändert. Akzeptieren Sie eine neue Gestalt für das Problem, nehmen Sie auf neue Weise wahr. Lassen Sie es jetzt wieder seine Form verändern. Wenn sie Ihnen Furcht einflößt, dann stellen Sie sich eine liebevolle Form vor. Wie sieht sie aus, wie schmeckt sie, wie fühlt sie sich an, wie riecht sie, wie klingt sie?

Sie lernen dieses Problem – beziehungsweise diese Situation – in vielen möglichen Formen kennen. Schenken Sie ihm Anerkennung. Umgeben Sie das Problem mit Wellen des Dankes für die Gelegenheit, die es Ihnen bietet, zu wachsen und mehr und immer mehr zu lernen.

Nun, da Sie das Problem gut kennen, spüren Sie, wie es sich in Auflösung, in Lösung verwandelt. Sehen, hören, fühlen, berühren, riechen Sie diese Lösung. Geben Sie sich einige Minuten Zeit, um die Neuheit dieses alten Problems in Form und Lösungsweg zu erkennen.

Halten Sie die Lösung in Ihrem Bewusstsein fest, erfahren Sie die Bewegung von der Form des alten Problems zu der Form der Lösung. Seien Sie sich der Dinge bewusst, die Sie tun, der Dinge, die Sie sagen, während Sie sich auf der Reise vom Problem zur Lösung befinden. Treten Sie in Kontakt mit der Umgebung, die diese Veränderung zulässt. Setzen Sie all Ihre Sinne ein, um sich mit dem Weg vom Problem zur Lösung vertraut zu machen. Erfahren Sie die äußere Umgebung mit den Menschen und Dingen um Sie herum. Erfahren Sie die innere Umgebung, mit den Gedanken und Emotionen in Ihnen.

Kehren Sie nun ganz kurz zu dem alten Problem zurück. Erkennen Sie es, und erfahren Sie noch einmal die Reise zur Lösung. Lassen Sie Ihr Bewusstsein dort verweilen, wo es dies gefühlsmäßig möchte. Bewegen Sie sich auf Ihre Lösung zu, und nehmen Sie sich einige Minuten Zeit, um die Lösung nochmals in der Fülle ihrer Befriedigung zu erfahren. Sammeln Sie noch ein paar Eindrücke, falls Sie dies brauchen.

Atmen Sie jetzt etwas schneller, und werden Sie sich wieder Ihres physischen Körpers bewusst. Richten Sie Ihre Aufmerksamkeit auf Ihre physische Umgebung. Genießen Sie bewusst den Lohn Ihrer Problemlösungsimagination. Sie haben Ihre Arbeit gut gemacht!

8

Die Saat des Winters

IHRE MEDITATIONSFÜHRERIN: ANNETTE COVATTA

„Die Kraft der Meditation
liegt in der Entdeckung und Erforschung der Saat des Lebens,
die in der Dunkelheit zu finden ist."

Einführung

Durch die Symbolik des Winters hat diese Imagination für mich Türen geöffnet, die zu verborgenen Energien des Seins führen. Sie hat mich mein Herz als „Heim" erkennen lassen. Bei Meditationsworkshops werden manche Menschen durch diese Visualisierung zutiefst aufgewühlt und arbeiten damit über längere Zeitspannen hinweg.

Die Reise

Schließen Sie Ihre Augen. Seien Sie sich der Dunkelheit bewusst. Sinken Sie in die Dunkelheit hinein. Es gibt dort nichts, was Sie fürchten müssten. Wenn Ihr Herz offen ist, wird die Dunkelheit friedvoll und einladend. Versuchen Sie, den Klang und die Qualität dieser Dunkelheit zu fühlen. Welche Empfindungen ruft sie hervor? ... Schwere? ... Dichte? ... Weichheit? ... Helligkeit? ... Spüren Sie die Empfindungen, die in Ihren Körper hinein und wieder heraus schweben. Lassen Sie sich noch einmal in die Dunkelheit sinken. Sie ist keineswegs statisch. Sie verändert sich allmählich in Stille ... in die Stille Ihres inneren Selbst. Sobald Sie sich mit dieser inneren Stille verbunden fühlen ... diesem stillen Augenblick ... konzentrieren Sie Ihre Aufmerksamkeit wieder auf Ihren Atem ... die rhythmische Bewegung des Ein- und Ausatmens ... einatmen ... ausatmen ... ein ganzer Atemzug ... Einssein mit diesem Atem ...

Begeben Sie sich jetzt in Ihr Herz, wo immer Sie sich Ihr Herz vorstellen. Betreten Sie das Zentrum Ihres Herzens, jenen Ort, der Ihr „Zuhause" ist, an dem Ihre tiefsten Wünsche und Träume wohnen, aber auch Ihre wahren Gefühle und Ihre dunklen Geheimnisse. Alles Leben mit seinen wechselnden Jahreszeiten durchläuft Ihr Herz, unseren Ort des wahren, inneren Wissens ... Ihr Herz ist Ihre Heimat. Wir finden in unserer tiefsten Mitte die Geburt des Frühlings ... das Blühen des Sommers ... die heranreifende Ernte des Herbstes und die reife Dunkelheit des Winters. Die vier Zyklen der Jahreszeiten können im Herzen alle gleichzeitig nebeneinander existieren.

Sie befinden sich jetzt im Universum Ihres Herzens. Das ganze Weltall liegt dort vor Ihnen. Die Winde, die Regenschauer, die Ozeane, Feuer und Erde ... Sonne und Mond ... vibrierende Farben, Vegetation, Blumen, Herbstlaub und weißer Schnee.

Verbringen Sie etwas Zeit in diesem Universum Ihres Herzens, das den Winter symbolisiert. Folgen Sie dem Pfad, der Sie zur Stille des Winters führt, zur weißen Winterlandschaft und zur Frostkälte. Spüren Sie die Kälte auf Ihrer Haut, während Sie das magische Funkeln mit Ihren Augen aufnehmen. Der Boden ist hart. Aber während Sie eins werden mit den Elementen des Winters, wird der Boden allmählich weicher. Langsam sinken Sie ein ... tiefer und immer tiefer sinken Sie in den Boden, Sie sinken unter die Oberfläche und in die Dunkelheit der Erde.

Sie haben keine Angst. In diesen dunklen, stillen Tiefen der Wintererde liegen Geheimnis und Wunder verborgen. Die Dunkelheit ist nichts Negatives oder Beunruhigendes. Sie ist kreativ und verlockend.

Sie machen es sich in der Wärme dieses unterirdischen Geländes gemütlich. Da bemerken Sie eine Anzahl Samen, die sich in den Boden schmiegen. Jeder Same verfügt über einen eigenen, runden Raum für sich. Kein Samen ähnelt dem anderen. Sie liegen bewegungslos, scheinbar leblos. Aber Sie wissen, dass diese Samen gerade den vorgeburtlichen Prozess des Werdens durchlaufen. Jeder Same befindet sich in einer anderen Phase des Lebens, liegt schlafend unter der gefrorenen Erde … jeder Same enthält das Potenzial des Lebens. Einer ist erschreckend zart. Wird er den Winter überstehen? Ein anderer ist so winterfest, dass seine gelben Blüten die Dunkelheit durchstoßen und die weiße Schneedecke über sich anlächeln. Es gibt Samen in allen Formen und Größen, die einfach einen langen Winterschlaf halten. Aber Sie wissen, dass deren Ruhe der stille Zustand der Schwangerschaft ist.

Konzentrieren Sie sich auf diese Saat des Winters in Ihrem Herzen. Wählen Sie einen Samen aus, und erforschen Sie ihn näher … widmen Sie sich ihm. Suchen Sie sich einen bequemen Platz in diesem Winterort Ihres Herzens, an den Sie sich setzen können. Konzentrieren Sie sich in diesem Augenblick auf Ihr Leben … auf eine bestimmte Situation, auf ein Dilemma … auf Blockierungen … Beziehungen, auf Ihre Arbeit, Ihren Körper, den Sinn des Lebens. Welcher Umstand in Ihrem Leben fühlt sich wie dieser Samen an? Geben Sie ihm einen Namen. Vielleicht der Samen des körperlichen Schmerzes … der Einsamkeit … der Angst, verlassen zu werden … einen geliebten Menschen zu begleiten, der im Sterben liegt … die Trauer um einen Verlust … der Samen der Unsicherheit … irgendeine Angst … der Samen der Überarbeitung … des Missverständnisses …

Nehmen Sie den Samen, dem Sie einen Namen geben wollen, in die Hand. Lassen Sie Ihren Gesichtssinn, Geruchs-, Geschmacks-, Gehör und Tastsinn zu ihm in Beziehung treten. Sagen Sie ihm, dass Sie ihn in Ihrem gegenwärtigen Leben akzeptieren. Dies kann sich als sehr schwierig erweisen. Die Akzeptanz unserer Wirklichkeit ist der erste Schritt zur Veränderung der Wirklichkeit. Dieser Schritt ebnet den Weg, und der Samen kann sich daraufhin verändern und wachsen. Jetzt sagen Sie dem Samen, was Sie von seiner Anwesenheit in Ihrem Leben halten. Ehren

Sie einfach Ihre Gefühle, indem Sie ihnen einen Namen geben. Nehmen Sie sich all die Zeit, die Sie brauchen, um die Wintersaat, die Ihre Aufmerksamkeit weckt, zu erforschen.

Kurzes Innehalten

Legen Sie nun den Samen in den Boden Ihres Herzens zurück. Bleiben Sie einige Minuten still sitzen, spüren Sie die Fülle Ihrer Gefühle. Geben Sie sich das Versprechen, die Erde Ihres Herzens in ihrer winterlichen Jahreszeit zu nähren.

Kurzes Innehalten

Sie werden jetzt durch die dunklen Bereiche in das Licht Ihres Herzzentrums hochgezogen. Sie an der Schwelle Ihres Herzens eine kleine Pause ein, und nehmen Sie die Schönheit und das Wunder all dessen, was Ihr Herz beinhaltet, in sich auf ...

Wenn Sie sich dazu bereit fühlen, in diesen Raum zurückzukehren, öffnen Sie langsam Ihre Augen. Sie fühlen sich erfrischt und voller Energie.

9
Weisheitstraum

Ihre Meditationsführerin: Karen Carnabucci

„Entdecken Sie ein neues Bewusstsein Ihrer Beziehung zu Ihrer Höheren Kraft."

Einführung

Diese Reise wurde für Menschen geschaffen, die ihr Gefühl für ihre Höhere Kraft und ihre Erfahrungen beim Zugang zur Weisheit solcher Kräfte vergrößern wollen. Sie findet in einer unbedrohlichen Umgebung statt, und die Zuhörer und Zuhörerinnen berichten für gewöhnlich von positiven Gefühlen der Klarheit beziehungsweise der Beruhigung. Ich habe diese Imagination häufig zum Ende eines Workshops oder einer Gruppensitzung eingesetzt. Sie ist auch sehr nützlich als Aufwärmübung vor längeren Meditationen, die einen ausgedehnten Kontakt mit der Weisheitsfigur beinhalten und in ein Tagebuch eingetragen werden.

Die Reise

Schließen Sie Ihre Augen, atmen Sie sich tief in eine Entspannung hinein, und lassen Sie Ihren Atem regelmäßig und gleichförmig werden ...

Während Sie mit dieser Atmung fortfahren, werden Sie sich einer weichen Decke aus funkelndem weißen Licht bewusst, mit goldenen und silbernen Fäden. Sie liegt über Ihren Zehen. Ziehen Sie diese magische Decke jetzt ganz langsam und gleichmäßig über Ihre Füße, Ihre Beine, Ihre Hüfte, Ihren Bauch und jetzt über Ihren Brustkorb, bis diese Decke weich unter Ihrem Kinn liegt ...

Kurzes Innehalten

Sie fühlen sich jetzt extrem entspannt und doch hellwach. Spüren Sie nun, wie Sie allmählich mitten in der Nacht in Ihrem eigenen Schlafzimmer zu Hause aufwachen. Sie sehen sich im Schlafzimmer um. Ihre Augen passen sich dem Licht der Lampe neben Ihrem Bett an, Sie bemerken vertraute Dinge. Dann sehen Sie etwas anderes, Unvertrautes, etwas, das Sie ganz sicher noch nie zuvor gesehen haben eine kleine Tür am Ende des Raumes. Diese kleine Tür erregt Ihre Neugier …

Sie beschließen, aufzustehen und diese Tür zu untersuchen, und sie nehmen die Nachttischlampe mit. Während Sie zu dieser Tür gehen, sind Sie sich Ihrer nackten Füße auf dem Fußboden bewusst. Das Licht der Lampe erhellt den Raum. Achten Sie darauf: dass Sie nun deutlicher die Beschaffenheit dieser Tür sehen können, ihr Gewicht und ihre Form, ihre Verzierungen beziehungsweise ihren Mangel an Verzierungen und den Türknauf: der in seiner Mitte einen wertvollen Edelstein zu enthalten scheint.

Kurzes Innehalten

Drehen Sie den Türknauf und ziehen Sie Ihren Kopf ein, während Sie die Tür öffnen und eintreten. Sie machen einen Schritt in die Dunkelheit, Ihre Lampe beleuchtet nur die erste Stufe der Treppe vor Ihnen … Sie beschließen, die Treppe hinaufzugehen, und nehmen eine Stufe nach der anderen. Achten Sie darauf: wie es sich anfühlt, die Treppe hinaufzusteigen, und ob Sie irgendwelche Gedanken oder Gefühle bezüglich dessen, was Sie da tun oder wohin Sie gehen, entwickeln … Sie befinden sich jetzt auf einem Treppenabsatz und nehmen sich einen Augenblick Zeit, um auszuruhen.

Achten Sie auf die Beschaffenheit des Bodens und wie er sich Ihren Füßen anfühlt …

Da bemerken Sie eine andere Treppe vor sich, und wieder steigen Sie Stufe für Stufe hinauf: Diese Treppe ist weniger eng als die erste; achten Sie auf Ihre Gefühle, wenn Sie hinaufsteigen, eine Stufe, noch eine Stufe und die nächste.

Kurzes Innehalten

Nun befinden Sie sich an einem zweiten Treppenabsatz. Achten Sie auf die Gefühle, die Ihnen während der Pause gegenwärtig sind … Die Lampe wirft ihren Schein auf die erste Stufe einer weiteren Treppe vor Ihnen, und einen Augenblick später steigen Sie weiter hinauf: Stufe für Stufe. Die Treppe scheint nun noch breiter zu sein, und es kommt Ihnen so vor, als ob Sie die Wände mit Ihren Händen nicht berühren könnten. Achten Sie auf Ihre Gefühle, während Sie weiter hinaufsteigen …

Nach der letzten Stufe befinden Sie sich am dritten Treppenabsatz, und Sie sehen eine große Tür vor sich. Es ist immer noch dunkel, aber Sie können einen Lichtschein unter der Tür hervorschimmern sehen. Das Licht Ihrer Lampe scheint auf den Türknauf, und identifizieren ihn als einen wunderschönen und wertvollen Edelstein. Während Sie an dieser Tür stehen, achten Sie darauf, wie es sich anfühlt, hier zu sein …

Sie beschließen, diesen Raum zu betreten, drehen am Türknauf und gehen durch die Tür. Vor sich sehen Sie einen Stuhl und auf diesem Stuhl eine Person, deren Weisheit und Führung Sie suchen … Die Person bedeutet Ihnen näherzukommen, und Sie sehen einen identischen Stuhl vor dieser Person. Sie wissen, dieser Stuhl ist für Sie gedacht … Sie setzen sich und lassen die Präsenz dieser weisen Person in sich eindringen … Stellen Sie nun die Frage, deren Antwort Sie suchen … Warten Sie auf die Antwort … Wenn die Antwort unklar zu sein scheint, bitten Sie um weitere Informationen.

Kurzes Innehalten

Sie sind sich bewusst, dass diese Person ein Geschenk für Sie hat, und Sie strecken die Hand aus, um es zu ergreifen, dann legen

Sie es vorsichtig in Ihre Tasche ... Nachdem Sie Ihren Dank ausgesprochen haben, nehmen Sie die Lampe, die Sie mitgebracht haben, in die Hand. Sie bemerken, dass es Zeit ist, diesen Ort zu verlassen, und Sie wissen, dass Sie jederzeit wieder zu Besuch kommen können, da Sie jetzt den Weg kennen. Sie drehen sich um, schließen die Tür hinter sich und beginnen mit dem Abstieg. Eine Stufe nach der anderen steigen Sie vorsichtig hinunter. Sie sind sich des besonderen Geschenkes in Ihrer Tasche voll bewusst.

Nun stehen Sie vor der kleinen Tür, durch die Sie anfangs gekommen sind. Sie öffnen diese Tür und denken auch daran, den Kopf einzuziehen, während Sie hindurchgehen. Ihr Schlafzimmer ist still und dunkel, alles ist so, wie Sie es verlassen haben. Sie gehen zu Ihrem Bett und stellen die Lampe auf den Nachttisch. Sie berühren Ihre Tasche und stellen fest, dass das Geschenk immer noch da ist. Sie steigen nun wieder ins Bett und ziehen die Decke über sich. Sie fallen in einen tiefen und angenehmen Schlaf ...

Seien Sie sich jetzt des morgendlichen Sonnenlichts, das durch das Fenster scheint, bewusst, und strecken Sie Ihren Körper. Bereiten Sie sich darauf vor aufzuwachen. Wenn Sie dazu bereit sind, öffnen Sie Ihre Augen, und kehren Sie in die Gegenwart zurück.

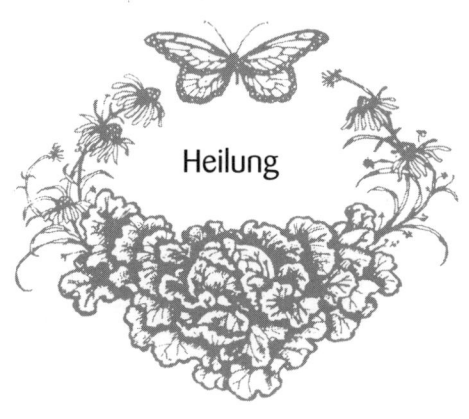

Heilung

10
Affirmationen, um den Heiler oder die Heilerin zu wecken

Ihr Meditationsführer: Michael K. Wilson

Morgens

Ich wache heute Morgen auf und kann meine Liebe zu mir selbst noch tiefer und noch besser ausdrücken.

Ich bin „innerlich" vollkommen in Frieden.

Ich lasse jetzt die heilende Kraft der Selbstliebe Gesundheit, Wohlstand und Glück für mein Leben erschaffen.

Liebe heilt. Ich bin Liebe. Ich bin geheilt.

Tagsüber

Heute lasse ich voller Liebe allen Zorn, alle Schuldgefühle und alle Verurteilungen los, die ich gegen mich oder gegen andere gerichtet habe.

Es ist jetzt sicher für mich, all das negative und begrenzte Denken hinter mir zu lassen, weiterzugehen und mich zu der heilenden Kraft der bedingungslosen Liebe zu mir selbst und zu anderen zu begeben.

Abends

Wenn ich heute Nacht schlafe, bade ich in der heilenden Kraft der Liebe zu mir selbst.

Ich lasse meine Gedanken heute Nacht frei, während ich eins werde mit der unendlichen Kraft „in meinem Innern".

Ich bin stark, und ich setze diese Stärke jetzt ein, um alle Bereiche meines Lebens zu heilen.

11
Kühlen Sie Ihren Kopfschmerz

IHRE MEDITATIONSFÜHRERIN: JULE SCOTTI POST

„Spannungskopfschmerzen
reagieren in der Regel auf völlige Entspannung."

Einführung

Diese Entspannung kann für unterschiedliche Arten von Kopfschmerzen eingesetzt werden. Spannungskopfschmerzen reagieren in der Regel auf völlige Entspannung und auf die Aufmerksamkeit, die man dem schmerzenden Bereich schenkt. Migräne reagiert häufig auf Veränderungen in der Temperatur von Kopf und Händen. Man hat herausgefunden, dass Patienten und Patientinnen, die lernen, ihre Hände zu wärmen und Kopf und Gesicht zu kühlen, stärkere Kontrolle über ihre Migräne entwickeln. Das kann darauf zurückzuführen sein, dass Veränderungen im Gefäßsystem stattfinden. Häufiges Üben dieser Imagination ist jedoch nötig, bevor man die Fertigkeit entwickelt, die Temperatur in Kopfund Händen willentlich zu verändern. Ich schlage vor, diese Imagination zwei bis drei Wochen lang täglich zu üben.

Suchen Sie sich einen Ort, an dem Sie sich während dieser Entspannungsübung ungestört hinlegen können. Lassen Sie alle Gedanken an die Welt um Sie herum los, und richten Sie Ihre Aufmerksamkeit auf sich. Wenn Sie sich in diesem Augenblick Ihrer Kopfschmerzen bewusst sind, lassen Sie die schmerzvollen Empfindungen vorüberziehen, und konzentrieren Sie Ihre Aufmerksamkeit auf den Prozess der Entspannung.

Die Reise

Nehmen Sie zuerst einige tiefe Atemzüge. Lassen Sie beim Ausatmen Anspannung und Unwohlsein los. Seien Sie sich jetzt all der verschiedenen Muskeln in Ihrem Körper bewusst. Wenn Sie ausatmen, lassen Sie alle Anspannung in Ihren Muskeln los. Lassen Sie sie immer schwerer werden, je mehr und je tiefer Sie sich entspannen. Breiten Sie eine Decke aus warmer Entspannung über Ihren Körper, und lassen Sie sich in diesen stillen Ort in Ihnen einsinken. Ihr Körper fühlt sich warm, schwer und völlig entspannt an. Ihr Geist wird ruhig und friedvoll. Sie sind nun bereit, sich zu Ihrer inneren Reise aufzumachen.

Stellen Sie sich vor, Sie sitzen vor einer wunderschönen Hütte in den Bergen in einem Whirlpool voll heißen Wassers. Es ist ein prachtvoller Frühlingstag. Der Himmel ist blau, und Sie genießen die atemberaubende Aussicht über das Tal und die umliegenden Berge. Sie können verschneite Berggipfel sehen und grün bewaldete Abhänge. Rund um die Hütte stehen Pinien. Die Hütte und Ihre Wanne liegen im kühlen Schatten. Bezaubernde Bergblumen blühen um die Hütte herum. Sie freuen sich an deren leuchtenden Farben, und Sie können ihren Duft in der reinen, sauberen Bergluft riechen. Sie können die Vögel singen hören, und das Wasser spritzt und plätschert im Whirlpool. Jetzt spüren Sie das warme Wasser, das Ihren Körper einhüllt. Es beruhigt und entspannt Ihre Muskeln. Genießen Sie dieses herrliche Gefühl.

Konzentrieren Sie Ihre Aufmerksamkeit jetzt auf Ihre Hände. Spüren Sie einen Strahl warmen Wassers, der sie sanft massiert. Spüren Sie, wie die Wärme in Ihre Handflächen dringt, durch den Handrücken und in Ihre Daumen und Finger. Ihre Hände werden immer wärmer, während Sie selbst immer entspannter werden. Solange Sie hier in der heißen Wanne sitzen, werden Ihre Hände immer wärmer und wärmer, und gleichzeitig fallen Sie in eine immer tiefere Entspannung.

Kurzes Innehalten

Jetzt legen Sie Ihren Kopf bequem auf den Wannenrand. Sie sehen, wie jemand, der sich um Sie kümmert, zu Ihnen kommt und Ihnen einen Eisbeutel für Ihre Stirn anbietet. Spüren Sie, wie dieser Eisbeutel jetzt Ihre Stirn kühlt. Spüren Sie, wie sich die Kälte über Ihrem Kopf ausbreitet. Spüren Sie, wie sich die Kälte das Gesicht hinunter bis zu Ihrem Kinn ausbreitet. Langsam spüren Sie, wie Ihr ganzer Kopf sich mit dieser angenehmen Kälte anfüllt, die jeden Schmerz lindert und jede Anspannung auflöst. Ihr Kopf wird kühler und immer kühler, und wohltuende Empfindungen ersetzen jedes Pochen oder Hämmern, das Sie möglicherweise verspürt haben.

Einige Kopfschmerzen haben ihre Ursache in Anspannung. Diese Kälte löst jede Anspannung auf: entspannt alle Muskeln in Ihrem Kopf und in Ihrem Gesicht und löst ein Wohlgefühl aus. Einige Kopfschmerzen werden dadurch verursacht, dass Blutgefäße sich zu sehr ausdehnen und eine außergewöhnlich große Blutmenge durch sie hindurchgepumpt wird. Die Kälte hilft den Blutgefäßen, sich wieder auf den normalen Umfang zusammenzuziehen und einen ordnungsgemäßen, angenehmen Blutfluss zum Kopf zu gewährleisten. Spüren Sie jetzt diese Kälte, und sehen Sie, wie sich Ihre Blutgefäße zusammenziehen, um Wohlgefühl und Harmonie zu erschaffen, das Pulsieren zu lindern und Ihrem Kopf sowie Ihrem Gesicht Kühlung und Linderung zu bringen. Manchmal konzentriert sich ein Kopfschmerz auf einen einzigen Bereich so zum Beispiel auf den Hinterkopf nahe dem Hals, auf die Schläfen oder auf das Gebiet hinter den Augen. Bringen Sie diese heilende Kälte zu jedem Bereich, an dem Sie noch Schmerz oder Unwohlsein empfinden. Spüren Sie, wie die Kälte diesen Bereich beruhigt, entspannt und aufbaut, sodass Ihr Kopf sich jetzt angenehm und wohltuend anfühlt. Lassen Sie diese Kälte weiter durch diesen Teil fließen, bis auch die letzten Spuren irgendwelcher ungewollter Empfindungen sich völlig aufgelöst haben. Es gibt keinen Grund, sich dieses Bereichs noch länger bewusst zu sein. Sie können sich in der heißen Wanne einfach zurücklegen und die Berge genießen.

Wenn Sie jetzt um sich schauen, denken Sie daran, dass Sie sich jederzeit, wenn Sie spüren, wie Anspannung oder Unwohlsein Kopfschmerzen verursachen, an diese Szene erinnern und Ihren Körper von Entspannung durchdringen lassen können. Wenn Sie wollen, stellen Sie sich vor, wie Sie selbst zu einem schneebedeckten Berg werden: Ihr Kopf ist kalt, Ihr Körper stabil und friedvoll, geerdet und in Harmonie mit der Natur um Sie herum. Sie besitzen tief in Ihrem Innern die innere Stärke und die uralte Weisheit des Berges. Graben Sie nach diesen Schätzen, Ihrer eigenen Heilung zuliebe. Teilen Sie Ihren inneren Reichtum mit anderen, die Ihre Liebe und Ihre Fürsorge brauchen. Wenn Sie heilen und wachsen, haben Sie mehr zu geben, und Sie besitzen mehr, für das Sie jeden Augenblick des Tages leben können.

Kurzes Innehalten

Wenn es nun für Sie an der Zeit ist einzuschlafen, entschweben Sie in friedliche und genießen Sie eine Nacht tiefer Ruhe. Wenn es an der Zeit ist, Ihren Tag fortzusetzen, kehren Sie jetzt zu Ihrem Wachzustand zurück, fühlen Sie sich hellwach, erfrischt, getröstet und gestärkt.

12

Heilender Blick in den Kristall

IHRE MEDITATIONSFÜHRERIN: DR. MINA JO SIROVY

„Unterbrechen Sie Ihre profanen Gedankenmuster,
und treten Sie in Verbindung
mit dem Höheren Selbst in Ihnen."

Einführung

Kristalle sind zu bekannten Symbolen für Heilung und unsere Beziehung zu unserem Schöpfer geworden. Diese Meditation bietet einen Weg zu der heilenden Kraft in Ihnen und erinnert uns an unsere eigene und an Gottes Stärke. Sie vermittelt tiefe, kraftvolle Heilungsenergie und ein entspannendes Gefühl, sodass Sie „loslassen" können. Üben Sie diese Meditation drei Wochen lang einmal täglich, wenn Sie in Ihrem Körper eine Krankheit „verwirklichen".

Die Reise

Setzen Sie sich hin, und entspannen Sie sich. Konzentrieren Sie sich nach innen auf Ihren Atem. Während Sie ein- und ausatmen, gestehen Sie jedem Atemzug ein offenes Ende zu – eine Pause, um einfach Sie selbst zu sein. Wenn die Stille einsetzt, ist Ihnen klar, dass Ihr ganzes Sein sich verlangsamt und entspannt. Alle Gedanken, die Ihnen einfallen, dürfen durch Sie hindurchziehen, ohne analysiert oder durchdacht zu werden.

Sie bitten um ein Geschenk. Da finden Sie, eingebettet in Ihre Hand, einen Kristall. Er ist smaragdgrün und symbolisiert die herrliche Heilung, die Ihnen zur Verfügung steht. Spüren Sie, wie der Kristall in Ihrer Hand größer wird und wärmer. Ihrer beider Vibrationen schwingen im Einklang und tauschen ihre Energie aus. Die Kraft in diesem heilenden, grünen Kristall strahlt auf Ihren ganzen Körper aus – auf Ihre Hände, die Arme entlang, in die Schultern, den Hals und den Kopf. Die Kraft strömt durch Ihren Brustkorb, Ihren Solarplexus, Ihren Bauch, die Hüften und durch beide Schenkel, durch die Knie, Waden, Knöchel und Füße. Während die Wärme sich in jedes Körperteil hinein ausbreitet, entspannen Sie sich tiefer und immer tiefer, bis Sie ein absolutes Wohlgefühl erlangen und sich völlig sicher fühlen.

Kurzes Innehalten

Sie schauen mit Ihrem inneren Auge und reisen mühelos in den Kristall hinein. Plötzlich befinden Sie sich in ihm. Um Sie herum die Facetten des Steines, die das weiche, grüne Licht reflektieren. Sie sehen sich auf allen Seiten wie in einem Spiegel, und Ihr Körper wird von dem heilenden Licht durchdrungen. Es ist, als ob Sie sich unter Wasser in einem klaren, grünen Teich befinden. Sie werden von Licht- und Energiestrahlen sanft bombardiert. Sie wenden Ihren Blick ab und sehen durch die Kristallwände hindurch. Sie können gigantische Hände sehen, die ganz sanft den Kristall mit Ihnen darin halten. Können diese Hände die Hände Gottes sein? Sie vertrauen diesen Händen und akzeptieren Sie als liebevoll, sanft und zärtlich. Diese Hände wünschen Ihnen nur das höchste und beste Gute.

Kurzes Innehalten

Sie gestatten sich, in diesem heilenden Heiligtum einfach etwas auszuruhen. Sie fühlen sich völlig sicher. Dieses entspannende Wiegen ist etwas, was Sie sich schon immer gewünscht haben. Bedingungslose Liebe strömt in Ihr Wesen – und in diesem Augenblick „sind" Sie einfach. Sprechen Sie jetzt die folgende Affirmation:

„Ich liebe und akzeptiere mich selbst, so wie ich bin. Ich lasse los und lasse Gott wirken. Ich gehöre hierher, in diesen Frieden. Dies ist mein heiliger Raum. Ich ehre und pflege in diesem Augenblick mein ganzes Wesen.

Langsam gewinnen Sie die Kontrolle über Ihre äußeren Sinne zurück. Sie merken, dass es an der Zeit ist, in die äußere Welt zurückzukehren. Sie verabschieden sich vorübergehend von diesem sicheren Hafen und verlassen allmählich den Kristall. Mühelos kehren Sie in Ihren eigenen Körper zurück. Alle Ihre Extremitäten passen Ihnen wie angegossen, und Sie fühlen sich Ihres physischen Körpers angenehm bewusst. Bald spüren Sie, dass der warme Kristall immer noch in Ihren Händen liegt. Sie segnen ihn und danken ihm für die in ihm wohnenden und nach außen strahlenden, heilenden Kräfte.

Kurzes Innehalten

Lassen Sie sich ganz langsam in eine bessere physische Welt zurückkehren – in eine Welt, über der ein transparenter grüner Schleier der Entspannung und Horizonterweiterung liegt. Machen Sie sich klar, dass Sie geheilt sind. Sie können diesen Tag leben und dieses Gefühl mit allen teilen, mit denen Sie in Berührung kommen.

13
Göttliche Liebe und Göttliche Heilung

Ihre Meditationsführerin: Angela Passidomo Trafford

„Gott in uns zu erfahren
ist die ultimative Heilungsreise."

Einführung

Dies ist der Ausdruck von Gesundheit, Freude und innerem Frieden, die als Wahlmöglichkeiten im Herzen jedes menschlichen Wesens liegen. Während meiner Arbeit mit einer Patientin, die die Erfahrung von Lungenkrebs machte, wurde ich dazu inspiriert, ihr zu helfen, indem ich sie durch diese kreative Imagination führte. Es kam ganz spontan, aber diese Meditation hat seither vielen Patienten und Patientinnen zur Heilung ernster Krankheiten verholfen. Ich schlage vor, diese Visualisierung während einer Erkrankung täglich anzuwenden.

Die Reise

Zentrieren Sie sich in der göttlichen Liebe des Schöpfers. Lassen Sie zu, dass sich Ihr Körper entspannt. Spüren Sie den herrlichen Fluss des Friedens – er beginnt an Ihrem Scheitel. Entspannen Sie die Muskeln Ihrer Kopfhaut.

Lassen Sie den Fluss des Friedens in Ihren Geist strömen; er verleiht Ihnen ein Gefühl tiefer Gelassenheit, ein Gefühl des Vertrauens und ein unvergleichliches Gefühl der Liebe.

Spüren Sie, wie diese unvergleichliche Liebe durch Ihren Geist strömt, geben Sie Ihrem Verstand Frieden und Entspannung in dem warmen Nest dieser herrlichen Liebe. Alles in Ihrem Leben, in Ihrem Herzen und in Ihrer Welt geschieht nach göttlicher Ordnung.

Während Sie Ihrem Verstand das Kommando erteilen, sich zu entspannen, genehmigen Sie sich das tiefe Gefühl des Trostes aus Ihrer inneren Disziplin. Sie treffen die Wahl, Ihren Verstand zu entspannen und sich in Glauben und Überzeugung treiben zu lassen. Damit verändern Sie in diesem Augenblick Ihre Welt. Langsam gleiten Sie tief in sich selbst und fühlen den prachtvollen Fluss des Friedens hinter Ihren Augen strömen ehren Sie Ihre Augen als Ihre wahre Vision, Ihre wirkliche Wahrnehmung. Lassen Sie Ihre Augen in Frieden ruhen und entspannen. Spüren Sie dabei den Fluss der Entspannung, der Ihre Gesichtsmuskeln hinunterströmt.

Lassen Sie ein tiefes Gefühl des Friedens in Ihr Gesicht fließen, und spüren Sie, wie sich alle diese Muskeln lockern, während Sie sich entspannen. Sie fließen hinein in Frieden und Wohlbehagen von Gottes tiefer Quelle des Wohlbehagens in Ihnen. Sie wählen eine Reise nach innen, um Frieden, Liebe und Sicherheit zu finden. Sie stellen fest, dass es nichts zu fürchten gibt, dass Sie sicher sind. Lassen Sie bewusst den Fluss des Friedens und der Entspannung Ihren Hals hinunterströmen, und entspannen Sie auch alle diese Muskeln. Jetzt erreicht der Fluss Ihr Genick. Lassen Sie dieses Gefühl der Liebe und der Unterstützung durch Ihr Genick fließen und in Ihre Schultern, und spüren Sie, wie sich Ihr Hals und Ihre Schultern entspannen. Lassen Sie alle Sorgen und Ängste und Lasten des Tages – alle Lasten, die Sie in Ihrem Leben, spüren – einfach davongleiten.

Visualisieren Sie, wie die Sorgen und Ängste und Lasten des Tages einfach von Ihren Schultern abfallen, wie ein alter Mantel zu Boden fällt. Fühlen Sie sich jetzt leichter, mit einem Gefühl der Freiheit und des göttlichen Friedens.

Lassen Sie dieses herrliche Gefühl des Friedens in Ihre Arme strömen und in Ihre Ellbogen und Hände, während Sie sich tief entspannen.

Ein absolut beruhigendes Gefühl des Vertrauens und der Entspannung strömt Ihr Rückgrat hinunter und liebt und unterstützt gleichzeitig jeden Muskel in Ihrem Rücken. Lassen Sie jetzt bewusst den Strom des Friedens und der Liebe Ihren Rücken hinunterfließen und alle Muskeln Ihres Rückens entspannen. Sie fühlen sich nun überaus leicht; Sie sind ein Geist der Liebe und des Friedens und der Freude, während Ihr Körper sich entspannt und der ganze Stress und alle Anspannung Sie verlässt.

Während Ihnen Ihr wahres Wesen klar wird, während Sie in Kontakt kommen mit der göttlichen Quelle in Ihnen, während Sie sich daran erinnern, wer Sie sind, taucht in Ihnen ein Gefühl der Kraft, der Stärke und des Beistands für sich selbst Sie lassen diese Kraft entstehen, indem Sie einfach Liebe und Glauben und Frieden wählen. Während Sie diesen Fluss des Friedens in Ihren Brustkasten fließen lassen, entspannen Sie Ihre Lungen. Ein tiefes Gefühl der Liebe und der Unterstützung strömt durch Ihre Lungen und ersetzt alle Ängste oder Anspannungen in diesem Bereich. Sie fühlen, wie Liebe und Unterstützung in Ihr Herz fließen. Alle Verengungen und Anspannungen verlassen jetzt Ihr Herz. Ihr tiefer Glaube und Ihr tiefes Vertrauen zentrieren Sie und bringen Ihnen inneren Frieden. Spüren Sie, wie Frieden und Liebe in Ihre Bauchspeicheldrüse fließen, in Ihren Dünndarm und Ihre Nieren, in Ihre Leber und Ihren Dickarm, in Ihren Magen, durch alle Organe Ihres Körpers und durch alle Ihre Knochen. Jede Zelle Ihres Körpers wird von Frieden und Liebe durchdrungen. Sie nehmen einen tiefen Atemzug und atmen ihn wieder aus sich heraus. Es ist ein magisches und wunderbares Gefühl, sich einfach in die tiefe Quelle des Seins, die Ihr wahres Selbst ist, zu entspannen. Spüren Sie, wie die Entspannung in Ihre Taille und in Ihre Hüften fließt, in Ihre Schenkel und Knie, Ihre Waden und Knöchel und bis hinunter zu den Zehenspitzen. Sie sind angefüllt mit innerem Frieden und Liebe. Sie übergeben Gott jetzt bewusst alle Lasten oder Probleme in Ihrem Leben, und Sie übergeben sich selbst dem Glauben und der Überzeugung und dem Wissen, dass alles in göttlicher Ordnung geschieht. Für alle Bereiche Ihres Lebens wird gesorgt. Sie treiben im Strom des Lebens freudig auf Ihr höchstes Gutes zu. Während Sie sich entspannen und die Belastungen für Gott freilegen, durchdringt ein tiefes Gefühl der Freude und des inneren Friedens Ihr Wesen. Sie visualisieren die herrlichsten Berge. Sie sehen den Schnee im Sonnenlicht funkeln, das tiefe Azurblau des Himmels. Sie befinden sich auf dem höchsten Berg in einer verdünnten Atmosphäre, in der alles aus Wahrheit, Schönheit, Liebe und Frieden besteht. Und S IE   SIND diese Liebe und dieser Frieden.

Jede Krankheit, die sich Ihrer Meinung nach in Ihrem Körper befindet, ist ausschließlich das Ergebnis falschen Denkens und negativer Blockierungen, die Sie nun ins Universum freisetzen, indem Sie die Hilfsmittel aus Ihrem Innern einsetzen Ihren Geist und Ihren Verstand und Ihren Körper heilen. Ihr Körper ist jetzt gesund und stark und frei von jeglicher Krankheit. Als Ergebnis Ihrer Heilungsreise haben Sie einen Raum in sich selbst gefunden einen Raum, der voller Freude und Frieden ist und voll von bedingungsloser Liebe. Sie sind wertvoll; und Sie verdienen Ihr eigenes höchstes Gutes. Es gibt keinen Grund, das Gute noch länger hinauszuzögern; Sie leben in diesem Augenblick, und Sie fühlen sich stark und kräftig. Sie sind voller Liebe wie eine kostbare Tasse, die vor Liebe, Frieden und Freude überfließt. Ihre Liebe strahlt auf alle Menschen in Ihrem Leben aus und auch auf alle Menschen, die Sie auf Ihrer Reise treffen. Sie sind zutiefst erfüllt von einem Gefühl des inneren Friedens. Sie wissen, dass Sie nicht allein sind. Sie wissen, dass es nichts zu befürchten gibt. Sie sind sicher, und Sie können jederzeit zu Ihrem höchsten Guten reisen. Sie lernen jetzt, die Erfahrungen Ihres Lebens zu interpretieren und diese Erfahrungen zu Ihrem eigenen Besten zu nutzen. Sie lernen jetzt, geduldig und voller Vertrauen zu warten, bis Sie mehr verstehen, bis Ihnen weitere Informationen enthüllt werden. Sie lernen, innezuhalten und gläubig zu vertrauen und dann die notwendigen Schritte zu unternehmen, um in Ihrem

Leben eine wirkungsvolle Wahl zu treffen, eine Wahl, die die Liebe in Ihnen widerspiegelt.

Sie fühlen sich gut. Sie fühlen, wie Ihr Geist sich in die höchsten Höhen des Universums aufschwingt. Er erhebt sich in Liebe und Frieden und göttlicher Freiheit, der Freiheit, die daraus entsteht, wenn Sie sich selbst lieben. Ihr Körper spiegelt diese Freiheit und Liebe mit vibrierender Gesundheit wider. Sie sind wirklich voller Frieden und voller Kraft, sind gesund und stark. Sie befinden sich auf Ihrem Lebensweg und wählen bei jedem Schritt, den Sie tun, Mut und Kraft und Stärke. Sie wissen, dass Ihnen immer dann Hilfe zur Verfügung steht, wenn Sie sie brauchen. Wenn Ihnen die Wahl schwerfällt, wenden Sie sich an Ihre innere Führung und Weisheit. Sie vertrauen Gott; er wird Ihnen helfen. Sie treiben vertrauensvoll im Einssein des Lebens, lassen los in Frieden und Glauben. Spüren Sie die Schönheit und die Freiheit Ihres Geistes, das weiße Licht in Ihnen, das durch Ihren Körper strömt und alle Bereiche Ihres Körpers heilt, die Angst beseitigt und Sie mit der göttlichen Liebe und Gottes Anwesenheit erfüllt.

Sie können jederzeit wieder in diesen bezaubernden Raum in Ihnen selbst reisen, zu dem göttlichen Licht in Ihrem Innern. Sie können, wenn Sie das wollen, in diesem göttlichen Licht leben. Spüren Sie, wie Sie in den Armen Gottes ruhen, und nehmen Sie diese Ruhe an. Sie sind nun zentriert und verspüren ein Gefühl des Wohlseins und des inneren Friedens. Kommen Sie nun langsam an die Oberfläche des Bewusstseins, mit einer Kraft und Stärke, die Sie in Ihr Alltagsleben mitnehmen. Sie wissen, dass Sie geliebt und geehrt werden; Sie wissen, dass Ihr Leben Ihren inneren Frieden reflektiert. Und wenn Sie sich wohlfühlen, wenn Sie sich bereit fühlen, können Sie Ihre Augen öffnen.

14
Heilende Sterne

IHR MEDITATIONSFÜHRER: LARRY MOEN

„Reinigen Sie Ihr Wesen
mit der Energie von Millionen Sternen."

Einführung

Die Offenheit gegenüber der Information, die als Ergebnis dieser Imagination auftauchen kann, ist ganz wesentlich. Werten Sie diese Information nicht ab, verurteilen, kritisieren oder analysieren Sie sie nicht, sondern entscheiden Sie sich dafür, sie in sich aufzunehmen und sie durch diesen herrlichen Körper fließen zu lassen, in dem Ihre Seele wohnt.

Die Reise

Schließen Sie Ihre Augen. Atmen Sie langsam und tief ein, halten Sie den Atem an ... dann atmen Sie aus. Atmen Sie wieder ein, halten Sie den Atem an ... und wenn Sie ausatmen, lassen Sie alle Anspannung los, damit Sie in jedem Bereich Ihres Körpers völlig und absolut entspannt sind.

Stellen Sie sich eine Vollmondnacht mit Millionen von Sternen vor. Konzentrieren Sie sich auf den hellsten Stern, den Sie sehen. Der Stern sticht als etwas ganz Besonderes hervor. Plötzlich zerbirst der Stern in eine Million Teile und regnet ganz sanft auf Sie hernieder. Sie fühlen Wohlbehagen, Wärme und Frieden über sich. Spüren Sie jetzt die Wärme, die diese Teile ausstrahlen, während sie Sie wie eine Decke einhüllen.

Kurzes Innehalten

Visualisieren Sie jetzt viele kleine, helle, weiße Sterne, die durch Ihre Fußsohlen in Sie hineingeatmet werden. Diese heilenden Sterne steigen rollend in Ihren Beinen auf und sammeln immer mehr Sterne in Ihren Hüften. Sie dringen durch Ihren Bauch, Hunderte von Sternen reisen durch Ihren Brustkasten, Ihre Schultern, durch Ihre Arme bis zu Ihren Händen. Tausende weicher, beruhigender, weißer, heilender Sterne dringen jetzt durch Ihre Füße und füllen Ihren Kopf. Sie geben Ihnen die Erlaubnis, Sie zu heilen. Langsam treten die Sterne in Ihren Körper ein. Konzentrieren Sie Ihre Aufmerksamkeit jetzt auf Ihre Füße, wo sich dieser Vorgang ständig wiederholt.

Die Sterne treten wirbelnd in Ihren Körper ein und steigen durch Ihre Füße auf. Ihre Beine sind angefüllt mit Hunderten wundervoller Sterne. Sie steigen nach oben, durch Ihre Lenden, Ihr Gesäß und den Rücken und sammeln sich zu Tausenden im Brustkasten. Sie bahnen sich ihren Weg durch Ihre Schultern, durch Arme und Hände, wieder durch die Arme hoch, durch den Hals bis zum Kopf.

Bevor Sie sich dieses Mal auflösen, nehmen Sie die stärksten Sterne, und sammeln Sie sie in einem Ball, den Sie rechts über Ihrem Magen platzieren. Sammeln Sie alle Sterne aus Ihrem den Armen und Beinen, und senden Sie den Ball auf eine Erkundungsreise in einen Bereich Ihres Körpers, in dem Sie Schmerz oder Unwohlsein verspüren und den Sie gern heilen würden. Lassen Sie diesen Bereich Hunderte von Sternen aufnehmen in Ihrer Bereitschaft, diesen Teil Ihres Körpers zu heilen.

Jetzt visualisieren Sie für sich allein, wie eine andere Gruppe von Sternen durch Ihre Füße in Sie eindringt und Ihren ganzen Körper anfüllt.

Kurzes Innehalten

Tausende weiße, wunderbare, heilende, beruhigende Lichtstrahlen gehen von Ihren leuchtenden, weißen Sternen aus. Sammeln Sie wieder die stärksten von ihnen rechts unter Ihrem Magen. Hunderte von starken, heilenden Sternen schließen sich zu einem Ball zusammen. Senden Sie sie entweder an denselben Ort oder an einen anderen Ort; für welchen Ort Sie sich auch entscheiden, dort werden die stärksten heilenden Sterne absorbiert. Die Sterne lösen sich in diesem Bereich auf …

Wenn Sie dazu bereit sind, öffnen Sie Ihre Augen. Sie sind wieder hellwach und bewusst. Ich gratuliere Ihnen: Sie haben Ihre Gesundheit verbessert. Danken Sie Ihren Glückssternen.

15

Der Schlüssel zur Gesundheit

IHR MEDITATIONSFÜHRER: DR. BERNIE S. SIEGEL

„Ein Hilfsmittel, das Ihnen helfen wird,
sich selbst zu stärken."

Einführung

Im Laufe der Zeit haben wir gelernt, wie Geist und Körper auf entscheidende Weise interagieren und auf gewisse Weise sogar eins sind. Diesen Umstand können Sie, in Verbindung mit anderen Hilfsmitteln, einschließlich der Ärzteschaft und Ihrer spirituellen Quellen, für sich nutzen. Vieles deutet darauf hin, dass Ihnen dies auch helfen wird, alle Ihre Ressourcen anzuzapfen. Nehmen Sie sich also die Zeit, sich selbst zu heilen. Sie haben es verdient. Sie sind ein Geschenk. Schaffen Sie daher einen sicheren, angenehmen Ort nur für sich allein. Sie müssen dafür keinen weiten Weg zurücklegen.

Die Reise

Sehen Sie nach oben, und schließen Sie Ihre Augen. Wenn Sie dazu bereit sind, folgen Sie meiner Stimme, und lassen Sie sich durch diese Heilungspause leiten. Wir werden Schlüssel finden, die Türen öffnen, die das Leben einfacher machen, die uns zu Gefühlen der Gesundheit führen. Manchmal ist es ein harter Kampf, diesen inneren Schlüssel zu finden und die Tür zu öffnen. Wie bei jeder Suche fängt man bei sich selbst an. An einem ganz besonderen Ort, in einer ganz besonderen Unterrichtsklasse, in einer ganz besonderen Schule, der Schule des Lebens. Sehen Sie sich selbst, wie Sie die Schule des Lebens besuchen, ein schönes Gebäude und über der Tür das Abzeichen der Schule des Lebens sowie der Schlüssel zur Gesundheit. Sie sind nicht der einzige Schüler, nicht die einzige Schülerin, die lernen will. Sie betreten das Klassenzimmer. Die Lehrerin kommt und reicht Ihnen den Stundenplan. Sie sehen sich diesen Plan, den Ihnen die Lehrerin gegeben hat, an. Welche Fächer sind dort aufgeführt? Welche Kapitel? Die verschiedenen Tasten? Wenn Sie nicht die richtigen Tasten anschlagen, wird Ihr Leben nicht harmonisch verlaufen. Gehen Sie das Lehrbuch durch, und wenn Sie dort einige Tasten finden, von denen Sie wissen, dass sie schwierig für Sie sind, bitten Sie die Lehrerin um Hilfe, und nehmen Sie sich einen Augenblick Zeit, um den Inhalt des Kurses mit Ihrer Lehrerin durchzugehen. Vielleicht gibt es ja auch jemanden, der Ihnen gern Nachhilfe erteilen möchte. Sie haben das Recht auf etwas Extrazeit, auf individuelle Betreuung.

Nehmen Sie sich ein klein wenig Zeit, um den Inhalt des Faches in sich aufzunehmen. Ich möchte, dass Sie sich bildlich vorstellen, was geschehen wird. Ihr Abschlusstag naht, denn Sie waren bereit zu arbeiten. Ich möchte, dass Sie dieses Ziel, den Abschlusstag, vor sich liegen sehen. Ihr Doktorhut und der lange Mantel. Ihr Name wird aufgerufen. Sie sehen, wie Sie auf das Podium schreiten. Wie fühlt sich das an? Alle Menschen Ihres Lebens sind anwesend, applaudieren und rufen „Hurra". Ihre Lehrerin überreicht Ihnen das zusammengerollte Abschlusszeugnis und einen Schlüssel. Sie kehren an Ihren Platz zurück und rollen das Diplom auf Sie lesen in Ihrem Zeugnis, was Sie erreicht und gelernt haben, und Sie finden entsprechende Anweisungen, wie Sie den Schlüssel zur Gesundheit, der Ihnen übergeben wurde, einsetzen müssen. Zur Abschlussfeier haben alle Menschen Ihres Lebens Ihnen gemeinsam ein neues Auto und ein neues Haus geschenkt, und Ihr Schlüssel ist der Hauptschlüssel, denn Sie haben genug gelernt, um ihn zu erhalten, und er wird sowohl den Wagen anlassen als auch die Haustür aufschließen.

Aber lassen Sie uns zuerst zu Ihrem Wagen gehen. Es ist wichtig, dass wir neue Straßen erforschen, und Sie sind der Fahrer. Sie werden entscheiden, welchen Weg wir einschlagen, denn nur Sie kennen den richtigen Weg und die richtige Straße und die richtigen Abzweigungen, und wenn Sie sich darauf konzentrieren, was sich richtig anfühlt, werden Sie zu Ihrem Haus gelangen. Und wieder benutzen Sie den Schlüssel, um die Haustür aufzuschließen und das Haus zu erkunden. Gibt es darin Dinge, die verändert werden müssen? Repariert? Geheilt? Sie sind dazu in der Lage, denn Sie finden im Keller eine Stahlkassette mit der Aufschrift „Schlüssel zur Gesundheit", und wieder öffnet Ihr Schlüssel das Schloss, und es sind alle Werkzeuge darin) die es Ihnen erlauben, Ihre Gesundheit zu erhalten, Ihren Körper zu reparieren und auch Ihren Geist gesund zu halten. In der Kassette befindet sich eine Liste mit einigen der Dinge, an denen Sie jetzt arbeiten müssen, also sehen Sie sich diese Liste an und schauen Sie, woran Sie jetzt mit ihren neuen Werkzeugen arbeiten müssen, um Ihre Gesundheit aufrechtzuerhalten. Arbeiten Sie an diesen Dingen, führen Sie die Veränderungen durch, und beobachten Sie, wie es sich anfühlt, wenn Sie diesen Prozess einleiten. All dies ist ein Prozess, der auf das Produkt hinführt, mit dem Sie glücklich sein werden.

Sobald Sie das getan haben, ist es an der Zeit, Geist und Körper zu durchforsten, so, wie Sie ein Haus erkunden würden – climinieren Sie alles, was an Ihnen nagt, so wie Sie Termiten oder andere Schädlinge eliminieren würden. Sie müssen kein Gift einsetzen, um Ungeziefer loszuwerden. Wenn Sie gesund sind, werden Sie ihnen widerstehen können. Die Schädlinge werden an einen anderen Ort gehen, weil sie nicht in ein Heim kommen, das voller Freude und Liebe und Schönheit ist. Die Schädlinge wissen, sie können in einem solchen Heim nicht überleben. Sie gedeihen nur in Groll und Wut und Stress. Gehen Sie durch das Haus, und öffnen Sie alle Schränke. Wenn Sie irgendein Problem finden, irgendeine Sucht, werfen Sie sie hinaus. Jede Woche kommt der Müllwagen vorbei. Werfen Sie den Müll hinaus, oder entsorgen

Sie ihn. Legen Sie jetzt Liebe, Akzeptanz, Vergebung und Frieden auf die Regale. Sie wissen, dass das Ziel all dieser Arbeit nicht in etwas Mechanischem liegt, sondern in der inneren Heilung, in Liebe und Vergebung. Es gibt Zeiten, in denen Ihr Körper an seine Grenzen stößt, aber Ihr Körper symbolisiert nicht den einzigen Schlüssel zu Ihrer Gesundheit.

Ihr Seelenfrieden und häufig auch Ihr Körper reagieren – als Nebenprodukt – auf einen gesunden Geist, weil die beiden eins sind. Wenn Sie, wie so viele von uns, gelegentlich Dinge verlegen und den Schlüssel einmal verlieren wo würden Sie ihn suchen? Es ist unwahrscheinlich, dass er einfach so im Freien und im Licht liegt. Viel wahrscheinlicher liegt er im Dunkeln, wenn Sie also jemals den Schlüssel zur Gesundheit verlieren, haben Sie keine Angst, in die Dunkelheit zu gehen und dort nach ihm zu suchen, denn der Schlüssel wird da sein. Dann können Sie wieder die Stahlkassette öffnen und neue Werkzeuge finden, um mit allen Problemen fertig zu werden, denen Sie sich gegenübersehen. Wenn Sie jemals im Dunkeln suchen, denken Sie daran, dass Sie eine Fackel mitnehmen, Ihren Weg ausleuchten und die dunklen Ecken der Räume erhellen können. Sie haben diese Fähigkeit. Sie müssen keinen Elektriker rufen, der Ihren Weg beleuchtet. Sie sind in der Lage, dies selbst zu tun. Es wird sich als nützlich erweisen, einen sicheren Platz zu suchen, an dem Sie Ihren Schlüssel aufbewahren können eventuell in Ihrer Schatztruhe. Und bevor Sie das Haus verlassen, laufen Sie es noch einmal ab.

Haben Sie noch etwas übersehen? Gibt es Räume, die Sie aus Angst nicht betreten haben? Es ist ganz besonders wichtig, Ihr Wohnzimmer zu prüfen. Ist es aufgeräumt? Ist der Aufenthalt im Wohnzimmer für Sie angenehm? Wenn nicht, betätigen Sie sich als Innenausstatter. Machen Sie diesen Raum zu *Ihrem* Wohnzimmer – zu einem Ort, an den Sie immer wieder gern zurückkehren und an dem Sie Frieden, Zufriedenheit und Wohlgefühl finden können. Vielleicht eine Uhr mit Glockenschlag, damit Sie jede Stunde daran erinnert werden, dass Sie sich in Frieden befinden, und damit Sie an Ihre eigene Gesundheit und an Ihr Wohlbefinden denken. Sie sind für sich selbst ein kostbares Geschenk. Wenn Sie sich selbst lieben können, werden Sie auch andere lieben, und wenn Sie andere Menschen lieben, werden Sie immer glücklich sein und auch immer jemanden haben, den Sie lieben können. Sie werden dann niemals ohne Liebe sein.

Wenn Sie dazu bereit sind, treten Sie aus dem Haus in den Garten. Sie finden dort einen herrlichen Brunnen der Gesundheit. Das Wasser schießt in die Luft und funkelt im Sonnenlicht. Ein zauberhafter Regenbogen bildet sich. Laden Sie alle Ihre Freunde dazu ein, einen Kreis des Heilens zu formen: Ihre Freunde, Ihre Familie, Menschen, die Sie kennen und mit denen Sie zusammenarbeiten, alle Ihre Bekannten. Führen Sie sie in diesem Kreis zusammen, und bauen Sie gemeinsam in diesem Kreis Liebe und Heilung Baden Sie in diesem Brunnen der Gesundheit, reinigen Sie sich, und werden Sie heil. Lassen Sie die warmen, heilenden Wasser über sich hinweg und durch Sie hindurchströmen. Jedes Problem in Ihrem Kopf beziehungsweise in Ihrem Körper wird eliminiert – sei es physischer oder emotionaler Natur – alles löst sich in diesem magischen Wasser des Gesundheitsbrunnens auf. Jedes Mal, wenn Sie Wasser trinken, werden Sie an diesen wunderbaren Brunnen der Gesundheit denken, und das wird Ihnen helfen, all Ihre Schwierigkeiten wegzuwaschen und Ihre Gesundheit neu aufzubauen.

Für das, was Sie getan haben, gibt es jetzt ein weiteres Geschenk für Sie. Gehen Sie zum Brunnen, und greifen Sie hinein. Unter der Wasseroberfläche liegt ein Geschenk für Sie bereit. Nehmen Sie es heraus, und lernen Sie von ihm; akzeptieren Sie das Geschenk, und legen Sie es in Ihre Stahlkassette. Wenn alle Ihre Werkzeuge sicher verpackt sind und auch der Schlüssel sich an einem sicheren Ort befindet, an dem Sie ihn jederzeit finden können, nehmen Sie einen tiefen Atemzug des Lebens, und lassen Sie ihn durch Sie hindurchströmen. Öffnen Sie jede Zelle dem Leben, der Gesundheit und der Liebe, und wenn Sie überquellen, lassen

Sie Leben, Gesundheit und Liebe aus sich herausstrahlen, um alle anderen Menschen zu berühren. Lassen Sie sich von deren Licht und Liebe berühren, und nehmen Sie dieses Licht und diese Liebe und horten Sie sie in Ihrer Schatztruhe, auf dass unser Licht und unsere Liebe mit Ihnen sind und Ihr Licht und Ihre Liebe mit uns. Und wenn jemals etwas Ihre Gesundheit bedroht, nehmen Sie den Schlüssel zu Ihrer Gesundheit, öffnen Sie die Truhe und die Stahlkassette, und dieses Licht und diese Liebe werden kommen, Sie wieder aufbauen und Sie heilen, Sie unterstützen und Ihren Rückweg zur Gesundheit erleuchten.

Wenn Sie spüren, dass dies in Ihnen geschieht, kehren Sie noch einmal zum Bewusstsein Ihres Geistes und Ihres Körpers zurück. Mit jedem Atemzug fühlen Sie sich wacher und friedvoller, bis Sie schließlich bereit sind zurückzukehren. Sie öffnen Ihre Augen, neue Augen, die bereit sind, mit dem fortzufahren, was Sie in diesem Augenblick tun wollten.

16

Die magische Wäscheleine

IHRE MEDITATIONSFÜHRERIN: DORIS HILPERT

„Unsere Psyche ist ein unergründlicher,
wundersamer und geheimnisvoller Ort,
der ständig erschafft, vollbringt und auflöst."

Einführung

Im Kampf gegen die Krankheit ist es ebenso wichtig, ein Gefühl des Friedens und der Sicherheit zu schaffen, wie medizinische Hilfe zu erlangen. Diese Meditation ist eine klare Imagination, mit der man die tieferen Schichten des Wesens erreichen kann. Die Menschen neigen dazu, unangenehme Gefühle und Emotionen zu vergraben. Diese Visualisierung hilft, die Schatten, die wir geschaffen haben, „ans Licht zu bringen". Sie kann uns befreien und uns zu aufgeschlosseneren, freieren, glücklicheren und liebevolleren Menschen machen. Seien Sie nicht zu streng mit der Meditation; visualisieren Sie, und schaffen Sie Bilder, die Ihren gegenwärtigen Bedürfnissen entsprechen. Die besten Ergebnisse erzielen Sie, wenn Sie täglich üben, denn das Leben ist ein ununterbrochener kreativer Prozess. Es ist daher empfehlenswert, ständig auf unsere Reaktionen zu achten.

Die Reise

Setzen Sie sich aufrecht und bequem hin, mit den Füßen fest auf dem Boden. Schließen Sie Ihre Augen. Nehmen Sie einige tiefe, entspannende Atemzüge. Tief einatmen, langsam ausatmen. Tief einatmen, langsam ausatmen. Spüren Sie, wie Ihr Atem immer langsamer wird, tiefer und entspannter. Wiederholen Sie mehrmals die folgenden Worte: „Frieden, sei still. Frieden, sei still." Spüren Sie, wie dies tief in Ihnen geschieht. „Frieden, sei still." Lassen Sie alle Anspannung des Tages los. Welche Gedanken auch immer Ihnen im Kopf herumgehen, lassen Sie sie los. Setzen Sie jetzt, in diesem Augenblick, alle Angst, alle Schuldgefühle, Befürchtungen, jede Anspannung und jeden Zweifel frei. Dies ist Zeit, um zu heilen und innerlich zu reflektieren. Wenn wir den Geist heilen, heilen wir auch den Körper.

Kurzes Innehalten

Sie sind jetzt völlig entspannt, in Harmonie und Frieden. Stellen Sie sich selbst in einer äußerst angenehmen Umgebung vor. Das könnte ein heilendes Seebad sein, eine grüne Wiese voll duftender Wildblumen oder ein Ort nahe bei einem Bach, dessen Wasser leise plätschert. Was immer sich in Ihrem Geist verwirklichen will, treten Sie völlig und tief greifend mit ihm in Berührung. Spüren Sie die Gelassenheit dieses besonderen Ortes und die wunderbare, heilende Wirkung, die er auf sie ausübt. Spüren Sie, wie Ihr Körper mit Ihren Gedanken, Gefühlen und Emotionen harmoniert. Spüren Sie, wie jeder Teil Ihres Körpers gekräftigt und revitalisiert wird.

Kurzes Innehalten

Sie stehen nun zutiefst in Berührung mit Ihrem innersten Wesen. Schauen Sie, ob immer noch einige störende Emotionen herumgeistern, etwas, das der Harmonie und dem Frieden im Weg steht. Woher kommt es? Inwiefern werden Sie davon beeinflusst?

Kurzes Innehalten

Neben Ihnen sehen Sie, an zwei Pfählen befestigt, eine Wäscheleine. Unter der Leine steht ein Korb mit einigen Wäscheklammern. Stellen Sie sich vor, dieser Korb sei Ihr Unterbewusstsein.

Wenn etwas hochkommen will, das Ihren Frieden blockiert, nehmen Sie es aus dem Korb, und hängen Sie es mithilfe der Wäscheklammern an die Leine. Sehen Sie, wie es von der sanften Brise davongetragen wird. Ganzheit und Heilung gehen immer Hand in Hand. Je mehr wir über uns selbst, über unser tiefstes Unterbewusstes, wissen, desto intensiver können wir diesen wunderbaren Zustand erleben. Also lassen Sie sich Zeit bei diesem Prozess der Reinigung und Läuterung. Niemand beobachtet Sie; es gibt nur Sie und Ihre tiefen Gefühle und Emotionen. Je ehrlicher Sie sind, desto freier werden Sie.

Kurzes Innehalten

Sobald Sie das Gefühl haben, die Reinigung Ihrer inneren Seele sei beendet, kehren Sie langsam und sanft in die Gegenwart zurück. Genießen Sie Ihre neu gewonnene Freiheit, feiern Sie sie – und denken Sie daran: Die Wäscheleine ist immer für Sie da und ebenso die sanfte Brise, die Ihre Sorgen davonträgt.

17

Die Parkinsonsche Krankheit

Ihre Meditationsführerin: Janet Dean

„Der Einsatz der Geisteskraft half mir,
die verheerenden Auswirkungen
der Parkinsonschen Krankheit zu transzendieren."

Einführung

Diese Visualisierung wurde für eine Selbsthilfegruppe von Menschen die an der Parkinsonschen Krankheit leiden, geschaffen. Ich war mir bewusst, wie sehr mir die kreative Visualisierung geholfen hatte, daher schrieb ich diese Reise. Ich wollte der Gruppe zeigen, wie sie solche Imaginationen einsetzen kann. Die Visualisierung entspannt Körper und Geist. Es ist auch wichtig, das Visualisieren sowie positive Affirmationen zu lernen und eine heilende Atmosphäre zu schaffen. Ich empfehle sanfte Musik – klassisch, New Age oder religiös – und schlage vor, diese Meditation morgens und abends durchzuführen.

Bedienen Sie sich der Leinwand, die in dieser Imagination eingesetzt wird, mindestens einmal täglich, indem Sie an sie denken und sie vor Ihrem geistigen Auge entstehen lassen. Richten Sie Ihren Blick immer auf die Lösung Ihres Problems, niemals auf das Problem selbst. Achten Sie sorgfältig darauf: ganz genau um das zu bitten, was Sie wollen, und stellen Sie sicher, dass Sie das auch wirklich wollen. Lassen Sie Ihr Bild mit Emotion lebendig werden – je wilder, desto besser, und sehen Sie sich immer selbst in diesen Szenen.

Die Reise

Setzen Sie sich bequem hin. Schließen Sie Ihre Augen. Wenn Sie Ihre Stellung verändern wollen, können Sie das gern tun. Wenn Ihre Gedanken auf Wanderschaft gehen, holen Sie sie zu meiner Stimme zurück. Nehmen Sie einen tiefen Atemzug, und wenn Sie ausatmen, denken Sie: „Entspanne." Nehmen Sie noch einen tiefen Atemzug, atmen Sie aus, und entspannen Sie sich. Nehmen Sie einen dritten tiefen Atemzug, und achten Sie darauf: dass Ihr Atem langsamer und tiefer geworden ist. Atmen Sie weiter rhythmisch und tief. Wenn ich von zehn bis eins zähle, wird Ihr Atem immer langsamer und gleichmäßiger. Zehn, neun, acht, entspannen Sie sich, und fallen Sie immer tiefer, sieben, sechs, fünf: entspannen Sie sich, und fallen Sie immer tiefer, vier, drei, zwei, tiefer und tiefer, eins. Sie sind jetzt ganz entspannt und bereit, sich noch mehr zu entspannen.

Stellen Sie sich vor, Sie stehen am Fuße eines Berges auf einem Pfad und sehen zur Bergspitze hinauf. Sie sehen eine bezaubernde, rustikale Hütte, die gerade die richtige Form und Größe für Sie hat. Wandern Sie nun den Weg entlang zu dieser Hütte. Achten Sie darauf: wie schön alles ist. Die Bäume sind außergewöhnlich hoch und herrlich geformt, in allen möglichen Grüntönen. Es gibt Blumen in allen Farben und Formen, auch einige, die Sie noch nie zuvor gesehen haben. Die Vögel singen, und Sie machen eine Pause, um ihnen zuzuhören. Wie wunderschön alles ist! Die Temperatur ist gerade richtig, und die Sonne scheint warm. Eine kühle Brise streichelt sanft über Ihren Körper, und Sie fühlen sich glücklich und sehr wohl. Die kleinen Tiere sind überaus freundlich. Hasen, Eichhörnchen, Waschbären und einige, die Sie nicht identifizieren können, kommen zu Ihnen und tanzen um Sie herum. Sie beobachten die Tiere bei ihrem Tanz. Eine Rotwildfamilie nähert sich Ihnen, und das Kitz leckt Ihnen die Hand. Zuerst sind Sie überrascht, aber Sie sehen, wie Mutter- und Vatertier Sie zustimmend anlächeln. Sie tätscheln den Kopf des Rehkitzes und setzen Ihren Weg auf dem Pfad fort. Die Tiere schließen sich Ihnen an, und Sie gelangen alle an die Vordertür der Hütte, die daraufhin sofort aufschwingt, als ob Sie erwartet würden.

Sie halten inne und werfen einen Blick hinein. Die Tiere huschen an Ihnen vorbei und setzen sich in die Hütte. Sie sehen einen großen Sessel in Ihrer Lieblingsfarbe mitten in dem Raum, und langsam gehen Sie auf ihn zu, setzen sich hin, lehnen sich zurück, schließen die Augen und entspannen sich. Eine Welle der Entspannung beginnt an Ihrem Kopf und strömt durch Ihren Hals und Ihre Schultern, die Arme hinab bis in Ihre Hände und Finger. Jetzt schwappt die Welle zurück, die Arme hoch und in Ihren Brustkasten, durch Ihren Magen, Ihre Lungen und Ihr Herz. Bis hinunter in Ihre Beine und Zehen, wo die Welle Ihren Körper verlässt. Ihr Körper ist jetzt ganz entspannt. Sollten Sie sich doch noch irgendwie angespannt fühlen, öffnen Sie ein wenig Ihren Mund. Manchmal wird es Sie schon entspannen, wenn Sie nur Ihren Mund ein wenig öffnen.

Schaffen Sie sich Ihre eigene persönliche Imagination. Was wollen Sie in Ihrem Leben verändern, heilen, verbessern oder erlangen? Denken Sie einen Augenblick über das Problem nach, und entscheiden Sie, welche Lösung Sie sich für dieses Problem wünschen. Stellen Sie sich an der Wand vor Ihnen eine riesige Kinoleinwand vor. Denken Sie daran, Sie sehen all dies an der Innenseite Ihrer Augenlider oder vor Ihrem geistigen Auge. Nachdem Sie das Problem auf Ihrer Kinoleinwand betrachtet haben, zerstören Sie das Bild völlig. Sie können es in die Luft jagen, es in tausend Stücke zerschlagen, den Strom abschalten oder was immer Ihren Verstand davon überzeugen wird, dass das Problem vorüber ist. Das Bild verschwindet rechts von Ihnen aus Ihrem Blickfeld. Jetzt sehen Sie, die Lösung von links ins Bild kommt. Wollen Sie Heilung? Dann stellen Sie sich selbst gesund vor, sehen Sie, wie der Arzt sagt: „Sie sind geheilt." Sehen Sie sich selbst, wie Sie Ihre Freunde anrufen und ihnen erzählen, dass Sie geheilt sind. Planen Sie, was Sie jetzt tun werden, nun, da Sie geheilt sind. Wie fühlen

Sie sich, wenn Sie es tun? Wenn Sie Schmerzen haben, stellen Sie sich vor, wie Sie vom Schmerz befreit sind. Wenn Sie etwas tun wollen, um Ihr Leben zum Besseren zu verändern, stellen Sie sich vor, wie Sie dafür Komplimente erhalten, was immer es auch sein mag. Wenn Sie etwas erlangen wollen, stellen Sie selbst mit diesem Gegenstand oder etwas anderem vor.

Nun ist es an der Zeit, die Hütte zu verlassen und in das Hier und Jetzt zurückzukehren. Sie erheben sich aus dem Sessel, die Tiere stehen ebenfalls und Sie alle durchqueren den Raum. Die Tür öffnet sich. Drehen Sie sich noch einmal um, und werfen Sie einen letzten Blick in diesen Raum. Denken Sie daran: Sie können jederzeit in diese Hütte zurückkehren – Sie müssen es sich einfach nur vorstellen. Sie verlassen die Hütte und entdecken den Weg, der den Berg hinunterführt, direkt vor sich. Sie gehen den Pfad entlang und fühlen sich, als ob Sie fliegen würden. Die Blumen und Bäume sind einfach wunderschön, wie schon zuvor, und die Vögel singen immer noch, aber Sie wissen, dass es da einen Unterschied gibt. Sie werden sich immer an die Erfahrung erinnern, die Sie eben gemacht haben, und diese Erfahrung wird ein Teil Ihrer Erfolge werden. Die Sonne ist immer noch warm, und die Brise ist auch da, genau in der richtigen Stärke. Sie gelangen an den Fuß des Berges und setzen sich auf die Bank, die dort steht. Bevor Sie diesen Ort verlassen, geben Sie sich selbst einige positive Affirmationen. Wiederholen Sie still für selbst: „Jeden Tag geht es mir immer besser. Positive Gedanken bringen mir die positiven Ergebnisse, die ich mir wünsche. Ich entscheide mich, gesund zu sein. Ich weiß, dass eine gute Gesundheit mein natürlicher Zustand ist. Ich verdiene eine gute Gesundheit."

Nun ist es an der Zeit, ins Hier und Jetzt zurückzukehren, genau hier und genau jetzt. Ich zähle von eins bis fünf, und wenn ich die Zahl fünf erreicht habe, werden Sie hellwach sein und sich herrlich fühlen. Eins, zwei, drei, Sie tauchen langsam auf, vier, bei fünf sind Sie hellwach. Fünf. Sie sind jetzt hellwach, fühlen sich herrlich, fühlen sich besser als jemals zuvor. Ihr Augenlicht ist besser, Gehör ist besser, und welches Problem Sie auch immer hatten, ist es gelöst. Willkommen.

18

Selbstheilung

Ihre Meditationsführerin: Shdema Goodman

„Die Möglichkeit,
Krankheit von diesem Planeten auszulöschen,
ist die wichtigste Quelle der Inspiration für diese Meditation."

Einführung

Diese gezielte Imagination hilft, Gesundheit, Harmonie, Frieden, Liebe und Freude im Leben der Menschen zu erschaffen. Ich konnte wunderbare Ergebnisse bei meiner eigenen Gesundheit erzielen und habe von anderen, die diese Technik praktizierten, ähnliche Berichte gehört. Ich empfehle, diese Visualisierung mindestens zweimal täglich durchzuführen – als Erstes am Morgen und kurz vor dem Einschlafen. Je öfter und länger, desto besser. Zumindest ist es eine großartige Entspannungstechnik; alle anderen Ergebnisse sind ein zusätzlicher Bonus.

Die Reise

Setzen Sie sich bequem hin. Schließen Sie Ihre Augen. Lassen Sie Ihren Atem ruhig und gleichmäßig werden – gleichviel Druck beim Ein- und Ausatmen. Atmen Sie die flüssige Energie der Liebe durch Ihren Solarplexus ein (eine Gruppe von Nervenenden, die oberhalb der Taille sitzen). Langsam, ganz langsam und sanft senden Sie sie in Ihr linkes Bein, nähren und heilen die Milliarden Zellen in diesem Gebiet. Füllen Sie das rechte Bein, den linken Arm, den rechten Arm, Ihren Unterkörper, Oberkörper, Hals und Kopf mit dieser flüssigen Energie der Liebe. Senden Sie eine

Extradosis in den Bereich, der geheilt werden muss. Visualisieren Sie diesen Bereich als bereits geheilt und vollkommen, als glänzend und vibrierend vor vollkommener Gesundheit. Tun Sie dies, während Sie die flüssige Energie in dieses Gebiet senden. Setzen Sie alle fünf Sinne ein – fühlen Sie es; berühren Sie es; riechen Sie es; schmecken Sie es; hören Sie die Geräusche in Ihrem Innern; sehen Sie Farbe und Form, sehen Sie sich vollkommen und voller Energie und Liebe. Sehen Sie sich als strahlend, glücklich, friedlich, liebevoll, liebenswert, überfließend vor Gesundheit, und sehen Sie sich in dem Moment, an dem Sie alle Ziele in Ihrem Leben erreicht haben. Senden Sie der Menschheit Liebe und Segen, und erhalten Sie dafür von ihr Liebe und gute Wünsche zurück – öffnen Sie jede Zelle, um diesen Segen hereinzulassen.

19

Der weiche Bauch

IHR MEDITATIONSFÜHRER: STEPHEN LEVINE

„Wenn man die relative Offenheit
beziehungsweise Geschlossenheit des Bauches beobachtet,
kann man Einsichten darüber erlangen,
wann und wie wir uns an unseren Schmerz klammern."

Einführung

Wir sind dazu konditioniert zu leiden. Die Gesellschaft der harten Bäuche und der zutiefst Leidenden stimmt in diesem kleinsten gemeinsamen Nenner überein. Wir wandern verhärtet und verloren durch unser Leben, bis wir mit einem tiefen Seufzer auffahren, loslassen und uns dem Weg der Gnade öffnen.

Wenn unser Bauch hart ist, klammern wir uns an etwas. Ein bestimmtes Maß an Kampf oder Pose wehrt sich und verhärtet sich in diesem Augenblick bei dem Versuch, die Kontrolle zu behalten. Eventuell müssen Sie mehrmals innerhalb einer Stunde diese Übung des weichen Bauches durchführen.

Unser Bauch ist ein ganz außergewöhnliches diagnostisches Instrument. Der Panzer des Herzens zeigt sich als Anspannung im Bauch. Je tiefer unsere Beziehung zu unserem Bauch, desto früher werden wir entdecken, ob wir uns an den Verstand klammern oder das Herz öffnen. Versuche verspannen den Bauch, Versuche reizen uns, Urteile fällen. Ein harter Bauch ist häufig ein Bauch, der verurteilt. Sogar der Versuch verstehen, was ich Ihnen gerade sage, kann Ihren Bauch verhärten.

Versuchen Sie nicht einfach nur zu verstehen. Gehen Sie ganz in diesem Prozess auf. Lassen Sie in der Übung „Der weiche

Bauch" das Verstehen einfach auftauchen, ganz von selbst, aus Ihrem wahren Wesen heraus. Hinter Ihrem Verstand liegt alles, was Sie jemals wissen wollten. Die große Ironie der spirituellen Suche liegt darin, dass das, wonach wir suchen, auch das ist, was sucht.

Es ist schwierig, das zu sehen, was sieht, aber es ist nicht unmöglich. Es erfordert einiges an Anstrengung, um die alte Art und Weise des Sehens loszulassen. Den Bauch weich zu machen ist ein Anfang.

Wir sind programmiert, uns an unseren Schmerz zu klammern, ihn in Leiden zu verwandeln. Man hat uns gelehrt, den Bauch zu verhärten, seine Fülle zu verstecken, seine Rundheit, seine Breite. Insbesondere Frauen sind darauf programmiert, „attraktiv" zu sein. Sie werden dazu ermutigt, Unterwäsche zu tragen, die den Bauch einquetscht und das Gefühl der Weite verdrängt. Auch Männer werden immer häufiger dabei beobachtet, wie sie „den Bauch einziehen", um akzeptiert zu werden. Wir werden von einer Gesellschaft, die Härte mit Schönheit verwechselt, beschworen, unseren Bauch zu verhärten. Es ist gefährlich, so zu leben, wenn man wirklich ganz lebendig sein will.

Die Reise

Richten Sie Ihre Aufmerksamkeit auf Ihren Körper ... Machen Sie sich die Empfindungen Ihres Körpers bewusst ... Spüren Sie, wie es ist, in einem Körper zu sein ... die Empfindung Ihres Gesäßes, das auf einem Stuhl oder einem Kissen sitzt ... die starke Anziehung der Schwerkraft die Empfindung des Brustkastens, der sich beim Atmen bewegt die Empfindungen des Halses, der das Gewicht des Kopfes trägt Spüren Sie diesen Körper, in dem Sie wohnen ... Richten Sie Ihre Aufmerksamkeit langsam auf Ihren Bauch ... weichen Sie langsam Ihren Bauch auf ... schaffen Sie für Ihren Atem Raum im Bauch ... wenn Sie einatmen, hebt sich Ihr Bauch ... wenn Sie ausatmen, fällt Ihr Bauch zusammen

… werden Sie weich, um den Atem unten im Bauch aufzunehmen … lassen Sie den Atem sich selbst in den weichen Bauch hineinatmen.

Jeder Atemzug macht Sie weicher, offener … Sie lassen los … einatmen, Ihr Bauch hebt sich, füllt sich mit Weichheit … ausatmen, Ihr Bauch fällt, lässt alles los, an das er sich klammerte … der Bauch wird weiter und zieht sich zusammen … Ihr Bauch wird weich … der Atem atmet sich selbst in diese Weichheit … lässt im Bauch los. Viele verschiedene Phasen der Weichheit. Soviel Trauer, an die sich der Bauch klammert, soviel Angst und so viele Panzer. Alles schwebt nun im weichen Bauch … es wird nicht zu Leid verhärtet … lassen Sie es in der Gnade, im weichen Bauch.

Achten Sie darauf, wie sogar ein einziger Gedanke den Bauch verspannen und ihn zu einem Panzer verhärten kann, zu Trennung und zu Trauer. Lassen Sie jedes Mal los, wenn Sie einatmen, machen Sie den Bauch weich Lassen Sie jedes Mal los, wenn Sie ausatmen, schaffen Sie Raum … Jedes Mal, wenn Sie ausatmen, entweicht Schmerz … lassen Sie los … weicher Bauch … gütiger Bauch … viele verschiedene Phasen der Weichheit … viele verschiedene Phasen des Loslassens … so viel Raum für Befreiung … so viel Raum, in dem der Bauch weich sein kann.

Seien Sie großmütig mit sich selbst … jeder Atemzug macht weicher … macht den Bauch weich und legt das Herz bloß … lassen Sie das alte Anklammern im Bauch, das Ihr Herz blockiert, los … jedes Mal, wenn Sie ausatmen, lassen Sie Schmerz los … atmen Sie die Härte heraus, den Panzer … Schaffen Sie im weichen Bauch Raum für Ihr Leben.

Einwand, Urteil, Zweifel. Alte Trauer sammelt sich im Bauch. Das Weich werden gestattet allem, sich zu verteilen, sich im weichen Bauch aufzulösen. Schmerzen, Ängste, Zweifel lösen sich auf, lösen sich in der Weichheit auf, in der Weite eines großmütigen Bauches. Lassen Sie alles im weichen Bauch schweben … Seien Sie großmütig … viele verschiedene Phasen der Weichheit treffen sich in diesem Augenblick … viele verschiedene Phasen des Seins im weichen Bauch ... atmen Sie in den weichen Bauch hinein und aus ihm heraus.

Auch wenn Sie inmitten der zunehmenden Weichheit Härte entdecken, beobachten Sie einfach, wie diese schwebt ... lassen Sie die Härte in der Weichheit schweben ... nichts muss verändert werden, in dem weichen Bauch gibt es keine Hektik ... lassen Sie die Hektik in der Weichheit schweben ... in der Großmut und im Bewusstsein des weichen Bauches ist sogar Raum vorhanden für den Schmerz.

Lassen Sie den Klang dieser Worte durch Sie hindurchdringen ... klammern Sie sich an nichts ... vertrauen Sie diesem Prozess ... lassen Sie alles, was auftaucht, durch die Weite des weichen Bauches hindurchziehen ... öffnen Sie langsam Ihre Augen. Während Sie Ihre Augen öffnen, achten Sie darauf: an welchem Punkt sich der Bauch wieder verhärtet. An welchem Punkt das „Irgendetwas" sich erneut einstellt und Sie das Bedürfnis nach Schutz verspüren. An welcher Stelle pocht der Panzer wieder auf sein langjähriges Recht? Werden Sie mit weit offenen Augen für die Welt weich. Üben Sie das Weich werden angesichts des Schmerzes, den wir alle teilen, und üben Sie das Erbe des Heilens, bloßgelegt in der sich vertiefenden Weichheit.

Aus „Guided Meditations, Explorations and Healings" von Stephen Levine © *1991 und 2001. Mit freundlicher Genehmigung von Doubleday, einem Unternehmen der Bantam Doubleday Dell Publishing Group, Inc.*

20
Unbegrenztes Potenzial

Ihr Meditationsführer: Michael K. Wilson

„Diese Meditation hilft anderen, ihr eigenes,
unbegrenztes Heilungspotenzial auf spiritueller, mentaler,
emotionaler und physischer Ebene zu entwickeln."

Einführung

„Unbegrenztes Potenzial" soll Ihnen helfen, ein größeres Bewusstsein und Verständnis Ihrer eigenen Heilungsfähigkeiten zu entwickeln. Ich schlage vor, dass Sie die Meditation erst einmal durchlesen und dann den Schritten wie angegeben folgen. Diese Reise ist besonders für Menschen mit AIDS, Krebs und anderen lebensbedrohlichen Krankheiten hilfreich.

Je häufiger Sie diese Heilungsmeditation durchführen, desto offener und empfänglicher werden Sie für Ihre eigene, innere, unbegrenzte, kreative, spirituelle Energie. Mit Ausdauer und Entschlossenheit werden Sie die positiven Ergebnisse erzielen, die Sie für eine dauerhafte Veränderung Ihres Lebens ersehnen.

Die Reise

Suchen Sie sich einen ruhigen Ort, und wählen Sie einen wirklich bequemen Stuhl, auf dem Sie sitzen und diese Anweisungen in der Hand halten können. Konzentrieren Sie Ihre Aufmerksamkeit und Ihr Bewusstsein auf Ihren Atem. Folgen Sie dem Atem, wenn er in Ihren Körper dringt, die Lungen füllt, den Brustkasten hebt und dann den Körper wieder verlässt. Unternehmen Sie keinen Versuch, diesen Vorgang zu kontrollieren, seien Sie sich einfach nur dieses Vorgangs bewusst. Entspannen Sie jetzt Körper und Geist durch Ihren Atem. Lassen Sie allen Stress und alle Anspannung mit jedem Atemzug los. Sie werden immer entspannter und sind sich Ihres eigenen Atems immer bewusster. Dieses Bewusstsein weckt die Stärke und Energie der Lebenskraft, die in jedem Ihrer Atemzüge schlummert und auch in jedem Gedanken, den Sie denken.

Folgen Sie nun erneut dem Atem, der in Ihren Körper eintritt, die Lungen füllt, den Brustkasten weitet und Ihren Körper dann wieder verlässt. Schließen Sie Ihre Augen, und folgen Sie etwa zwei Minuten lang dem Ein- und Austreten Ihres Atems. Wenn Sie das Gefühl haben, bereit, friedvoll und zu sein, öffnen Sie Ihre Augen, und lesen Sie diese wirkungsvolle Heilungsmeditation laut vor – mit Nachdruck, Glauben und Erwartung. Langsam wissen und verstehen Sie, dass alles, was Sie in Ihrem Geist entwickeln, visualisieren und erschaffen können, die Kraft und Energie besitzt, sich in Ihrem Leben und in all Ihren Erfahrungen zu verwirklichen.

Ich denke nicht länger darüber nach, was andere von mir halten. Ich verstehe jetzt, dass Selbstakzeptanz und Selbstbestätigung „in mir" beginnen. Ich folge nun meinem eigenen Weg mit einem offenen Geist und dem klaren Gespür, was für mich richtig ist. Ich bin jetzt frei von der Vergangenheit und allen vergangenen Erfahrungen, und in diesem gegenwärtigen Augenblick erkenne ich liebevoll mit bedingungsloser Selbstliebe das göttliche, unbegrenzte Potenzial meines Seins an.

Ich weiß, dass meine Gedanken die Kraft und Energie der inneren Kreativität symbolisieren und meine äußere Wirklichkeit aufbauen und erschaffen. Ich bin ein Wunder der Liebe in Aktion und in Bewegung. Alles, was ich jemals benötige, wird mir gegeben. Ich transzendiere jetzt alles begrenzte und negative Denken und konzentriere mich in meinem Leben ausschließlich auf Selbstbestätigung und Selbstakzeptanz. Ich verkörpere jetzt liebevoll, mit Freude und Glück, die unbegrenzte, unendliche Quelle, die immer schon in meinem individuellen Selbst wohnte.

Folgen Sie nun einige Augenblicke erneut mit Ihrem Bewusstsein dem Ein- und Austreten Ihres Atems. Achten Sie darauf: wie umfassend und tiefreichend die Entspannung ist, die Ihren Geist und Ihren Körper auf allen Ebenen durchflutet. Mit diesem Bewusstsein und dieser Heilung, mit dieser entspannenden Energie in Ihrem Bewusstsein wissen Sie, dass Sie die Reise nach innen angetreten haben und jetzt in Einklang und in Verbindung mit dem inneren Heiler stehen.

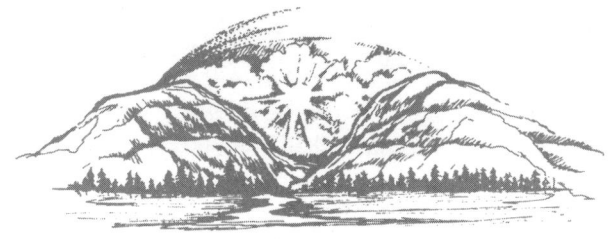

Heil werden

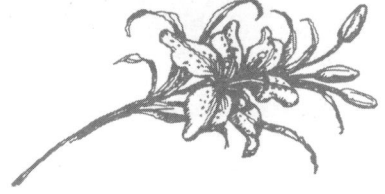

21

Die Heilung des Immunsystems

Ihr Meditationsführer: Dr. O. Carl Simonton

„Es ist wichtig für uns, fest gegründete, substanzielle
Überzeugungen zu entwickeln, die die Gesundheit fördern
und die Qualität unseres Lebens verbessern.
Wir brauchen den festen Glauben
an unseren eigenen natürlichen Heilungsmechanismus."

Einführung

Die Forschungsergebnisse der letzten Jahre zeigen, dass in unserem Geist eine Kraft tätig ist, die den Verlauf von Krebs beeinflusst, und das ist ungemein aufregend. Ganz eindeutig und auch allgemein ist anerkannt, dass unser Lebensstil unsere Gesundheit, unsere Schlafgewohnheiten, Ernährungsweise, körperliche Aktivitäten, unsere Zufriedenheit an der Arbeitsstelle und unsere Beziehungen beeinflusst. Obwohl die Verbindung zwischen diesen Bereichen schon seit langer Zeit bekannt ist, weiß man heute um eine direkte Verbindung zwischen dem Nervensystem und den weißen Blutkörperchen. Die weißen Blutkörperchen produzieren an ihrer Oberfläche Nervenrezeptoren, die man Neurorezeptoren nennt. Botschaften können unmittelbar vom Gehirn zu den weißen Blutkörperchen, die das grundlegende Verteidigungssystem des Körpers bilden, übermittelt werden. Es ist wichtig, um die Verbindung zwischen Gefühlen und den weißen Blutkörperchen zu wissen, denn Blutkörperchen töten Krebs.

In dieser gezielten Imagination können Sie lernen, Ihre Gefühle auf eine positive Weise zu beeinflussen. Die gezielte Visualisierung soll Ihnen Entspannungs- und mentale Imaginationstechniken an die Hand geben, die Ihnen auf Ihrem Weg zur Genesung Hilfestellung leisten. Diese Übung wurde so ausgelegt, dass Sie Ihre medizinische Behandlung ergänzt, nicht ersetzt. Daher möchte ich, dass Sie gut zuhören und in einem solchen Maße kooperieren, wie es Ihnen angenehm ist und am wichtigsten: passen Sie auf sich auf:

Die Reise

Entspannen Sie sich zuerst, und nehmen Sie eine bequeme Stellung ein. Wenn Sie eine Brille tragen, möchten Sie sie eventuell absetzen. Nehmen Sie einen tiefen Atemzug. Wenn Sie ausatmen, sagen Sie mental „Entspanne dich" zu sich selbst. Mit jedem Atemzug werden Sie ein klein wenig entspannter. Wenn Sie sich entspannen, fühlen Sie sich sicher, bequem und beschützt. Mit jedem Atemzug werden Sie entspannter und lassen jede Anspannung los, die Sie in Ihrem Kiefer spüren. Sie können Ihren Kiefer weit öffnen und ihn dann entspannen. Ihr Atem sendet Wellen der Entspannung durch Ihren ganzen Körper. Entspannen Sie Ihre Gesichtsmuskeln. Sagen Sie Ihnen ganz sanft, sie sollen sich entspannen. Entspannen Sie Ihren Hals, Ihre Schultern, Ihre Arme und Ihre Hände. Entspannen Sie Ihren Brustkorb und auch den Inhalt Ihres Brustkorbs Ihre Lungen und Ihr Herz. Entspannen Sie Ihren Magen und alle Organe Ihres Bauches. Entspannen Sie sie einfach. Entspannen Sie Ihr Becken, Ihre Beine und Ihre Füße. Denken Sie darüber nach, sicher und bequem und beschützt zu sein.

Sie fühlen sich ruhig. Schätzen Sie diesen angenehmen Zustand, in dem Sie sich befinden und wie gut es sich anfühlt, entspannt, sicher, bequem und beschützt zu sein. Erkennen Sie dankbar an, wie diese Gefühle – das Gefühl der Sicherheit, das Gefühl des Wohlbehagens, das Gefühl des Schutzes, das Gefühl der Freude – in Ihrem Gehirn registriert werden, in den alten Teilen Ihres Gehirns.

Diese Teile von uns sind uralt. Wenn diese Gefühle registriert werden, stimulieren Sie einen alten Teil Ihres Gehirns namens Hypothalamus. Der Hypothalamus ist der Bereich des Gehirns, der einen Großteil der großen Körpersysteme reguliert. Denken Sie darüber nach, welchen Einfluss diese Emotionen ausüben: Ihr Herz schlägt regelmäßiger, Ihr Atem geht mühelos, Ihr Stoffwechsel wird perfekt reguliert. Ihr Körper wird immer harmonischer. Ein Gefühl der Wärme breitet sich über Ihren gesamten Körper aus. Alles wird in diesem wundervollen, beruhigenden Wirken Ihres ausgeglichenen Blutkreislaufs gebadet. Stellen Sie sich nun vor, wie diese Botschaften der Ruhe, des Schutzes, des Wohlbehagens und der Freude Ihrer Hirnanhangdrüse übermittelt werden, die daraufhin ihre Wirkstoffe in den Blutstrom freisetzt. Diese Stoffe tragen Harmonie, Ruhe, Schutz, Wohlbehagen und Freude, wenn sie von Ihrer Hirnanhangdrüse in den Blutstrom abgegeben werden, sich auf den ganzen Körper verteilen und in Kontakt mit einem ihrer wichtigsten Zielorgane kommen: Ihren Nebennieren.

Ihre Nebennieren, die in der Bauchhöhle direkt über Ihren Nieren sitzen, erhalten Botschaften der Ruhe, des Schutzes, des Wohlbehagens und der Freude. Stellen Sie sich vor, wie Ihre Nebennieren auf diese Botschaften reagieren. Sie produzieren ihr überaus wirkungsvolles Hormon, ihren Wirkstoff: der in Ihren Blutstrom abgegeben wird und dort wiederum genau den richtigen Druck einstellt, der diese Ruhe, diesem Wohlbehagen, diesem Schutz und dieser Freude angemessen ist. Stellen Sie sich den Einfluss auf Ihre weißen Blutkörperchen vor, wenn diese den entsprechenden Input von all den verschiedenen Quellen der Ruhe, des Wohlbehagens, des Schutzes und der Freude erhalten. Diese Welle von Hormonen versorgt jede Zelle Ihres Körpers optimal mit Botschaften der Ruhe, der Freude, des Schutzes und des Wohlbehagens.

Stellen Sie sich vor, wie dies in Ihrem ganzen Körper geschieht, völlig mühelos und mit der Natürlichkeit, mit der es gedacht war.

Erkennen Sie jetzt dankbar an, wie diese Mechanismen bereits unser ganzes Leben lang in uns gewirkt haben, und auch im Leben unserer Eltern, unserer Großeltern, unserer Urgroßeltern und sogar im Leben jener uralten Ahnen aus der Zeit vor der Geschichtsschreibung. Erkennen Sie dankbar das verschlungene Wirken Ihres Körpers an, und schätzen Sie sich selbst dafür, dass Sie an Ihrer eigenen Gesundheit beteiligt sind.

Werden Sie sich jetzt stärker des Zimmers bewusst, in dem Sie sich befinden, der Temperatur, der Lichtmenge, der Geräusche. Wenn Sie bereit sind, öffnen Sie Ihre Augen, und erkennen Sie dankbar an, wie hervorragend alles funktioniert.

Stellen Sie sich vor, wie die Angst eine ganz andere Reaktion hervorruft. Dieselben Systeme und dieselben Organe sind beteiligt, aber die Reaktion ist völlig anders. Angst wird in anderen Teilen Ihres Hypothalamus registriert, verursacht die Anfeuerung eines anderen Teils des Hypothalamus, setzt dort einen anderen Wirkstoff frei und sendet eine ganz andere Botschaft an die Hirnanhangdrüse. Folglich werden von der Hirnanhangdrüse auch ganz andere Hormone freigesetzt. Diese wirken sich auf die Zielorgane, nämlich die Nebennieren, auf eine völlig unterschiedliche Weise aus und rufen eine Reaktion hervor, die dem Gefühl der Angst entspricht. Alles in allem eine ganz andere Auswirkung als bei den Gefühlen der Ruhe, des Wohlbehagens und des Schutzes. Was wäre, wenn unsere Angst die Angst vor unserem Job wäre, die Angst vor unserem Chef: die Angst vor der Arbeit oder die Angst vor dem Leben selbst? Was, wenn sich diese Ängste in uns aufgestaut hätten und wir sie nicht einmal erkennen? Wir sehen langsam den unglaublichen Tribut, den dies von unserem Körper fordert.

Es ist wichtig, mit diesen subtilen und komplexen Mechanismen verständnisvoll und geduldig umzugehen. Es erfordert Sorgfalt, um diese Vorstellungen, die Ihre Gesundheit so wesentlich beeinflussen, zu verstehen und anzuwenden. Das ist bisweilen sehr mühevoll, manchmal aber auch ganz leicht. Es kann sehr viel Freude machen, auch in den schwierigen Phasen, und es trägt seinen Lohn, seinen zutiefst befriedigenden Lohn, in sich – es ist erfüllend.

22
Entspannen Sie sich gesund

IHR MEDITATIONSFÜHRER: DR. O. CARL SIMONTON

„Sich regelmäßig zu entspannen und unsere Imagination einzusetzen, um unsere Überzeugungen in gesündere Überzeugungen zu verwandeln ... das ist wichtig in Hinblick auf Ihre Gesundheit, Ihre Krankheit und Ihr Leben im Allgemeinen."

Einführung

Gedanken und Emotionen, die sich auf die Gesundheit beziehen, beeinflussen unsere weißen Blutkörperchen direkt auf neurologischen Bahnen und indirekt durch das Hormonsystem. Gesunde Überzeugungen und gesunde Emotionen beeinflussen unsere Gesundheit auf eine positive Weise. Für Krebspatienten ist es wichtig zu wissen, dass die weißen Blutkörperchen Krebszellen zerstören, wenn man sie zusammenführt. Das kann man im Labor ganz leicht nachprüfen, und dies geschieht im Körper ständig. Diese Meditation wird Ihnen helfen, die Kraft und Intelligenz schätzen zu lernen, die in unsere weißen Blutkörperchen eingebaut ist, und sich vorzustellen, wie sie die anfälligen, schwachen und verwirrten Krebszellen zerstören.

Die Reise

Nehmen Sie zuerst ein paar angenehme, tiefe Atemzüge. Wenn Sie ausatmen, sagen Sie mental zu sich selbst: „Entspanne dich." Wenn Sie bereit sind, schließen Sie Ihre Augen. Sie fühlen sich sicher, angenehm und beschützt. Entspannen Sie Ihre Gesichtsmuskeln. Der Kiefer ist ein Bereich, in dem häufig Anspannung zu finden ist; also öffnen Sie Ihren Kiefer und schließen Sie ihn dann wieder in einer angenehmen Stellung. Während Sie dies tun, breitet sich eine Welle der Entspannung über Ihren Körper aus. Mit jedem Atemzug werden Sie entspannter. Entspannen Sie Ihren Hals, Ihre Kopfhaut und Ihren Rücken. Lassen Sie die Entspannung zu. Atmen Sie tief: regelmäßig und mühelos. Jedes Mal, wenn Sie ausatmen, sagen Sie mental zu sich selbst: „Entspanne dich." Entspannen Sie Ihren Brustkasten, Ihr Herz und Ihre Lungen. Hierbei kann es hilfreich sein, an ein Licht zu denken, das aus der Mitte Ihres Brustkastens herausstrahlt – ein wundervolles, strahlendes Licht. Lassen Sie das strahlende Licht zu einem Signal für Ihren Körper werden, sich sicher, angenehm und beschützt zu fühlen. Entspannen Sie Ihre Schultern, Ihre Arme und Ihre Hände. Mit jedem Atemzug sagen Sie zu sich selbst: „Entspanne dich." Entspannen Sie Ihren Bauch und den Inhalt Ihrer Bauchhöhle – Ihren Magen, Ihre Leber, Ihre Eingeweide. Entspannen Sie Ihr Becken, Ihre Füße und Ihre Beine. Entspannen Sie erneut Ihr Gesicht. Entspannen Sie Ihr Gehirn und alle Blutgefäße in Ihrem Kopf: Ihrem Brustkasten und in Ihrem ganzen Körper. Lassen Sie Ihren ganzen Körper in einem wunderbaren Zustand der Entspannung schweben. Sie fühlen sich sicher, angenehm und beschützt.

Bereiten Sie sich jetzt darauf vor, sich für Ihre Genesung zu entscheiden. Denken Sie daran, wie wichtig für Sie war, in Ihrem Leben andere Entscheidungen zu treffen. Erinnern Sie sich an den Wert, Entscheidungen zu fällen und wie Sie sich bei den wichtigen Entscheidungen Ihres Lebens entschieden und umentschieden haben. Jetzt treffen Sie in der Tiefe Ihres Herzens und Ihres Geistes die Entscheidung, auf eine Art und Weise gesund zu werden, die für Sie angenehm ist. Erkennen Sie dankbar an, dass Sie mehr von der Fülle und mehr von den Freuden des Lebens erfahren werden, wenn Sie das tun, was Sie tun müssen, um gesund zu werden. Sie müssen nichts tun, was mehr Schmerz in Ihr Leben bringt. Der Weg zur Gesundheit ist der Weg größerer Freude, größerer Liebe und größeren Friedens. Denken Sie zuerst über die Heilungsmechanismen Ihres Körpers nach, darüber, wie kräftig, wunderbar, und intelligent diese Mechanismen sind. Sie wissen, dass die Intelligenz des gesamten Mechanismus, Ihres gesamten Wesens, direkt an Ihre weißen Blutkörperchen weitergegeben wird. Ihre weißen Blutkörperchen – der Heilungsmechanismus Ihres Körpers, Ihre heilende Energie – durchdringen jeden Bereich Ihres Seins, strömen durch alle Ihre Knochen zum Kern Ihres Wesens. Denken Sie darüber nach, wie sich Ihre weißen Blutkörperchen überall tummeln und sich um alles kümmern, was nicht in Ordnung ist. Erkennen Sie dies dankbar an, und seien Sie davon aufrichtig begeistert.

Denken Sie jetzt über die Behandlung nach, der Sie sich gerade unterziehen müssen. Denken Sie an diese Behandlung wie an einen Freund, einen Verbündeten, ein Hilfsmittel zur Genesung. Erkennen Sie dankbar die Gedanken und Anstrengungen an, die in diese Behandlung einfließen; schätzen Sie den Mechanismus, die Funktionsweise; und erkennen Sie auch dankbar an, wie diese Behandlung Ihnen dabei hilft, Ihre Gesundheit wiederzuerlangen.

Denken Sie nun über die Krebszellen nach. Denken Sie darüber nach, wie schwach, verwirrt und deformiert sie sind, und über ihre Unfähigkeit, selbst den kleinsten Schaden, den man ihnen zufügt, zu beheben. Ihre Stärke liegt in ihrer Fähigkeit, sich zu teilen und zu vermehren. Sie greifen niemals an. Registrieren Sie das schwache und verwirrte Wesen der Krebszellen und wie unangemessen sie an dem Ort sind, an dem sie sich befinden. Sehen Sie Ihre weißen Blutkörperchen vor sich, sie kommen und entfernen die Krebszellen ganz leicht, ganz automatisch. Die weißen Blutkörperchen nähern sich – und schon beim geringsten Kontakt führen sie kleine Tentakel in die Krebszellen ein und injizieren Enzyme und Wirkstoffe, die die Krebszellen aufbersten lasen. Dies geschieht ganz automatisch. Den weißen Blutkörperchen wohnt eine eigene Weisheit inne, und wenn die Krebszellen aufbersten, werden ihre

Überreste mühelos durch den Blutstrom aus diesem Bereich entfernt. Die Überreste gelangen in den Blutkreislauf, werden durch die Nieren und die Leber herausgefiltert und schließlich im Urin und im Stuhl aus Ihrem Körper geschwemmt.

Denken Sie darüber nach, wo genau in Ihrem Körper sich der Krebs befindet. Wenn Sie das nicht wissen oder Sie sich nicht sicher sind, entspannen Sie einfach Ihren ganzen Körper und jeden Bereich, in dem sich der Krebs befindet, beziehungsweise befinden könnte. Wenn die Blutmenge in diesem Bereich ansteigt, erhöht sich auch die Sauerstoff- sowie die Nährstoffmenge, und die bösartigen Geschwüre werden zurückgefahren. Die Krebszellen teilen sich nicht länger und sterben entweder ab oder verwandeln sich wieder in normale Zellen, was immer angemessener ist.

Denken Sie darüber nach, wie Sie sich mehr auf das Leben einlassen, sich dem Begehren, der Leidenschaft, der Liebe und der Freude öffnen können. Denken Sie darüber nach, wie Sie sich mehr auf Ihre Arbeit einlassen können – auf reiche, sinnvolle Arbeit, was immer das für Sie bedeutet. Stellen Sie sich vor, wie Sie sich mehr auf Ihre Beziehungen einlassen – bedeutungsvolle, wichtige Beziehungen. Sehen Sie, wie sich diese Beziehungen in die Richtung entwickeln, die Sie sich wünschen, mit mehr Liebe und mehr Erfüllung. Sehen Sie, wie Ihr Leben reicher wird. Sehen Sie es so reich, wie es war und noch viel reicher. Begeistern Sie sich dafür, dass Ihr Leben reicher als je zuvor wird. Es wird anders sein als vorher; erkennen Sie dankbar alles an, was geschieht, wenn Sie sich auf Begehren, Freude, Liebe und Erfüllung zubewegen und weg Schmerz, Qualen, Sorgen und Groll.

Denken Sie darüber nach, wie Ihr Leben sich auf Freude, Begehren und Erfüllung zubewegt, und holen Sie diese Einstellung in dieses Zimmer. Kehren Sie mit einem Gefühl des Friedens zurück. Seien Sie sich dieses Zimmers bewusst, des Lichts und des Geräuschpegels in diesem Raum. Wann immer Sie dazu bereit sind, öffnen Sie Ihre Augen, und bereiten Sie sich darauf vor, Ihren Tag zu beginnen.

23

Visualisieren Sie einen Gesundheitsplan

IHR MEDITATIONSFÜHRER: DR. O. CARL SIMONTON

„Das Ergebnis der Überzeugungen von Patienten hinsichtlich ihrer Möglichkeiten zur Heilung, zusammen mit ihrer ‚Neu-Entscheidung' in Bezug auf die Probleme, denen sie gegenüberstehen, ist ein Ansatz an das Leben, der Hoffnung und Erwartung beinhaltet."

Einführung

Unsere Überzeugungen sind ein wesentlicher Faktor und beeinflussen unsere Reaktionen in schwierigen Situationen. Die Entwicklung eines Zwei-Jahres-Gesundheitsplanes bietet uns eine Basis, der wir die verschiedenen Aspekte gesunden Lebens aufbauen können. Ein solcher Plan hilft uns, diese Aspekte in einen harmonischen Lebensstil und harmonische Überzeugungen einzubinden. Diese Anleitung muss mit Liebe und Fürsorge geschaffen werden. Sie ist kein strenger Zuchtmeister. Um Ihnen bei der Einleitung dieses Vorgangs zu helfen, folgt hier eine Meditation, die den Zwei-Jahres-Plan auf einer emotionalen Ebene in Ihr Leben integriert.

Die Reise

Machen Sie es sich zuerst bequem, und entspannen Sie sich – atmen Sie ein und aus. Wenn Sie ausatmen, sagen Sie mental zu sich selbst: „Entspanne dich." Lassen Sie alle Anspannung in Ihrem Gesicht und Ihren Schultern los; entspannen Sie Ihren Brustkasten und den Inhalt Ihres Brustkastens – Ihr Herz und

Ihre Lungen. Mit jedem Atemzug sagen Sie mental zu sich selbst: „Entspanne dich." Entspannen Sie Ihren Bauch und alle Organe Ihrer Bauchhöhle. Entspannen Sie Ihr Becken, Ihre Schenkel, Ihre Beine und Ihre Füße. Entspannen Sie Ihre Arme und Ihre Hände. Sie werden immer entspannter. Die Empfindung der Sicherheit, des Wohlbehagens und des Schutzes in Ihnen nimmt zu. Fühlen Sie sich behaglicher, sicherer und beschützter.

Stellen Sie sich jetzt vor, wie Ihr Leben eine gesündere Richtung nimmt. Die treibende Kraft hinter diesem Richtungswechsel ist Ihr Verlangen – das Verlangen und die Leidenschaft für die Dinge des Lebens, im Gleichgewicht mit Ihrer inneren Weisheit, die in Ihnen wohnt. Spüren Sie das Verlangen, nicht nur die Dinge zu tun, die Spaß machen, sondern auch die Dinge, die Spaß machen *und* gut für Sie sind. Unter der Leitung des Verlangens, mit dem Einsatz Ihrer Weisheit und mittels einer genauen Struktur entwickeln Sie Ihren Zwei-Jahres-Gesundheitsplan. Achten Sie darauf: wo Sie die meiste Zeit investieren und wo Sie Ihr Verlangen am stärksten hinzieht. Was brennt Ihnen unter den Nägeln? In welchem Bereich findet sich die größte Leidenschaft Ihres Lebens? Entwickeln Sie Leidenschaft für die Rolle, die Sie im Leben spielen? Entwickeln Sie Leidenschaft für Ihre Arbeit?

Wenn es nur wenig oder gar keine Leidenschaft gibt, setzen Sie Ihre Imagination ein, und finden Sie heraus, wo sich Ihre Leidenschaft versteckt. Holen Sie Ihre Leidenschaft aus diesem Versteck heraus, und nützen Sie Ihren Zwei-Jahres-Gesundheitsplan, um einen harmonischen Lebensstil für sich zu entwickeln. Wo findet sich Ihr größtes Verlangen? Wenn Sie über Ihr Leben nachdenken, wo findet sich dann das größte Verlangen? Wo findet sich nur wenig Verlangen? Lenken Sie etwas Energie in jene Bereiche, in denen es kaum ein Verlangen gibt. Und lenken Sie viel Energie in die Bereiche, in denen sich viel Verlangen findet. Wachsen Sie, werden Sie weiser, setzen Sie sanfte Härte ein, wenn Sie sich in Richtung auf Ihre Gesundheit bewegen. Entspannen Sie sich. Entspannen Sie sich.

Seien Sie flexibel, wenn sich Ihr Verlangen, wenn sich Ihre Leidenschaft ändert. Verändern Sie ganz allmählich Ihren Brennpunkt, um Ihre Ziele im Leben so zu wandeln, dass Ihr ZweiJahresGesundheitsplan zu einer liebevollen Anweisung wird und nicht zu einem Zuchtmeister. Ihr Plan soll Ihnen als Hilfsmittel dienen, nicht als Instrument, das Sie beherrscht. Erkennen Sie dankbar die Weisheit an, die sich entfaltet, während Sie Ihrem Verlangen folgen. Entwickeln Sie einen kreativen Plan, um Ihren Lebensstil so zu ändern, dass Sie ruhiger und harmonischer über dieses Meer segeln, das wir Leben nennen.

Klopfen Sie sich auf die Schulter dafür, dass Sie für diese Übungen Zeit und Energie aufgewendet haben. Diese Tatsache zeigt, dass Sie sich für Ihre Gesundheit einsetzen, und ist auch Beweis für Ihren Mut, diese unbekannten Bereiche zu erforschen. Klopfen Sie sich auf die Schulter, und werden Sie sich langsam des Zimmers bewusst, in dem Sie sich befinden, der Lichtmenge in diesem Raum und der verschiedenen Geräusche. Wann immer Sie dazu bereit sind, öffnen Sie Ihre Augen, und bereiten Sie sich darauf vor, die Aktivitäten des Tages in Angriff zu nehmen.

24

Der innere Heiler

Ihr Meditationsführer: Dr. O. Carl Simonton

„Einige Patienten und Patientinnen haben herausgefunden, dass sie ihren inneren Führer als Kommunikationsverbindung zu ihrem Unterbewusstsein einsetzen können; dadurch erhalten sie wichtige Informationen über ihr eigenes seelisches und körperliches Wirken."

Einführung

Unser bewusster Intellekt ist nur ein kleiner Teil des Wirkens unseres Körpers. Ein Großteil der Weisheit unseres Körpers operiert außerhalb unseres Bewusstseins. Je mehr wir in der Lage sind, uns zu öffnen und diese Weisheit zu verstehen – die Weisheit des Universums –, desto mehr sind wir in der Lage, effektiv zu leben; wenn man also hierfür eine Methode hat, dann ist das sehr nützlich. Es folgt eine Meditation, die einen Weg darstellt, sich dieser inneren Weisheit zu nähern. Es handelt sich dabei um eine einfache Entspannungstechnik. Bei dieser Meditation kommen wir an einen Punkt, wo wir die Weisheit, die in uns wohnt, ansprechen. Seien Sie sich bewusst, dass es Ihre eigene Imagination ist. Wenn Sie nicht bereits über ein Bild für diese Art der höheren Weisheit verfügen, ist es wichtig für Sie, Ihrer Imagination einen (sanften) Tritt zu geben und eine Form für sich selbst zu schaffen. Diese Reise ist eine Möglichkeit, Ihren Überzeugungen diesen Tritt zu verabreichen und einen Rahmen zu schaffen, in dem Veränderung eintreten kann.

Die Reise

Machen Sie es sich bequem. Wenn Sie eine Brille tragen, Sie sie ab. Schließen Sie Ihre Augen, und fühlen Sie sich Atemzug entspannter. Lassen Sie die Spannung in Ihrem Mund, Ihrem Kiefer und in Ihren Augen los, und fühlen Sie sich angenehm und beschützt. Erkennen Sie dankbar die vielen Veränderungen an, die in Ihrem Nervensystem auftreten, sowie die verschiedenen chemischen Substanzen, die in Ihrem Körper erzeugt werden, während Sie auf die Gefühle der Sicherheit, des Wohlbehagens und des Schutzes reagieren. Das Blut fließt durch Ihren Körper und transportiert diese wundervollen Wirkstoffe, und die Nervenimpulse laufen durch Ihren Körper und signalisieren Ruhe, Wohlbehagen und Schutz. Ein angenehmes, entspannendes und warmes Gefühl breitet sich in Ihrem gesamten Körper aus, während das Blut in jede Zelle fließt. Es badet alle Teile Ihres Körpers mit den Nährstoffen und den harmonischen Wirkstoffen, die Botschaften des Friedens, der Ruhe, des Wohlbehagens und des Schutzes weitergeben. Ihr Brustkasten entspannt sich und ebenso der Inhalt Ihres Brustkastens – Ihr Herz und Ihre Lungen. Ihr Bauch entspannt sich und alle Organe Ihrer Bauchhöhle. Ihre Arme, Ihre Beine und Ihr Becken entspannen sich, und Sie erkennen dankbar die Weisheit an, die in Ihnen wohnt und überall um Sie herum.

Dies ist die Weisheit, die im ganzen Universum herrscht; schätzen Sie die Ordnung, die Schönheit, die Komplexität und die Vollkommenheit des Universums. Erkennen Sie dankbar an, dass das Universum Ihr Wohlbefinden wünscht, dass es Sie gesund sehen möchte. Das Universum will, dass Sie gesund, glücklich, wirklich erfolgreich und erfüllt sind, und es will Ihnen helfen, Gesundheit, Glück und den umfassendsten Erfolg und tiefste Erfüllung zu erreichen. Erkennen Sie dankbar an, dass alles Leben ein liebevoller Lehrer ist; manche Lektionen sind einfach und angenehm, andere – wie Krebs und die Probleme des Lebens – sind schwierig und kaum wünschenswert. Machen Sie sich klar, dass alle Lektionen Sie näher an den Menschen führen sollen, der Sie sind. Dann werden Sie gesünder, glücklicher, erfolgreicher und friedvoller sein und mehr Weisheit besitzen als zuvor.

In der Stille Ihres eigenen Wesens nehmen Sie jetzt Kontakt zu der Weisheit auf, die in Ihnen wohnt, in welcher Form auch immer sie sich offenbart: als Führer; als Licht; in der Gestalt eines Menschen, den Sie kennen, kannten oder über den Sie etwas gelesen haben; als ein besonderer Verwandter; als Schutzengel, den Sie seit Ihrer Kindheit kennen; oder als Tier. Welche Gestalt die Weisheit auch immer einnimmt, es ist in Ordnung. Wenn sich keine Gestalt zeigt, schaffen Sie eine. Setzen Sie Ihre Imagination ein, um Ihre Überzeugungen in die gewünschte Richtung zu lenken. Setzen Sie Ihre Imagination sanft ein, um eine Quelle der Weisheit zu bilden, mit der Sie sich wohlfühlen. Fragen Sie diese Quelle der Informationen alles, was Sie wissen wollen. Was müssen Sie tun, um gesund zu werden? Was müssen Sie tun, um der zu werden, der sie sind? Keine Frage ist zu groß oder zu klein. Die Verbindung mit dieser Quelle der Weisheit wird mit der Zeit stärker, und es ist wichtig, auch in Übereinstimmung mit den erhaltenen Informationen zu handeln. Stellen Sie alle Fragen, die Ihnen wichtig sind; stellen Sie alle Fragen, die Sie stellen wollen. Seien Sie dann still, und empfangen Sie die Antworten, die Ihnen enthüllt werden.

Einer der wesentlichsten Gründe, warum wir Schwierigkeiten haben, die Antworten zu empfangen, liegt darin, dass wir nicht darauf sind, sie zu empfangen. Wir sind nicht bereit, die Antwort zu empfangen, oder wir haben die Frage so gestellt, dass es unmöglich ist, sie angemessen zu beantworten. Wenn Sie also haben, eine Antwort zu empfangen, stellen Sie die noch einmal – klar, offen und ehrlich. Dann wird die Antwort kommen. Es ist wichtig, die Antworten auf verschiedenste offen zu empfangen. Seien Sie offen für das Geheimnis des Wirkens des Universums und offen für das Geheimnis der Weisheit des Universums. Im Allgemeinen kommen die Antworten nach ein paar Tagen, wenn nicht sofort.

Die Antworten sind in dem Augenblick da, in dem wir die Frage stellen. Wenn die Antworten nicht unmittelbar erfolgen, dann fragen Sie, warum die Antworten nicht gleich kommen. Bitten Sie um Klarheit, bitten Sie um Hilfe. Entspannen Sie sich, und bitten Sie das Universum um Hilfe. Öffnen Sie sich der Hilfe des Universums, und stellen Sie sich vor, wie Sie gesund sind; stellen Sie sich vor, wie Sie an den gesunden Aktivitäten des Lebens teilhaben; stellen Sie sich vor, wie sich Ihre Beziehungen verbessern; stellen Sie sich vor, wie sich Ihre Arbeit verbessert; stellen Sie sich vor, wie alle Dinge, die Ihnen in Ihrem Leben wichtig sind, in die Richtung verlaufen, die Sie sich für sie wünschen; stellen Sie sich vor, Sie leben das Leben mit mehr Begeisterung und mehr Aufregung.

Seien Sie sich langsam wieder des Zimmers bewusst, in dem Sie sich befinden. Seien Sie sich der Lichtmenge und der Geräusche in diesem Zimmer bewusst. Wann immer Sie dazu bereit sind, öffnen Sie Ihre Augen, und kehren Sie mit einem Gefühl der Ruhe und des Friedens zurück.

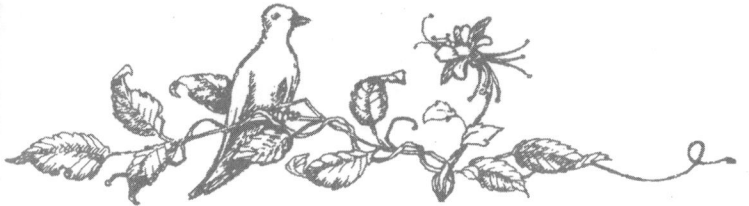

Der Innere Führer – Frieden

25

Ein Waldspaziergang

Ihre Meditationsführerin: Nancy Harn-Wagner

„Diese Visualisation soll Ihnen dabei helfen,
den inneren Frieden zu finden, der Ihnen zur Verfügung steht,
wenn Sie sich durch einen Besuch des Waldes
mit der Erde verbinden."

Einführung

Nach einem Tag in der Stadt, umgeben von Verkehr und Zement, ist diese Visualisation besonders hilfreich, um sich wieder mit der Erde zu verbinden. Wenn möglich, spielen Sie während dieser Reise eine Aufnahme von Waldgeräuschen ab.

Die Reise

Gehen Sie an den Waldrand, schließen Sie Ihre Augen ... bitten Sie um die Erlaubnis, den Wald zu betreten, und beginnen Sie mit Ihrer Transformation.

Lassen Sie sich einen Augenblick Zeit, um den Geruch der reichen Erde unter Ihren Füßen einzuatmen. Nehmen Sie bedächtig einige tiefe, lange Atemzüge von dieser erfrischenden Ruhe, nach der Sie sich sehnen. Nehmen Sie sich einige Minuten Zeit, um Ihre Lungen mit der Vitalität der feuchten Pinien- und Zederndüfte zu füllen. Visualisieren Sie die Schönheit um Sie herum. Langsam entspannen Sie sich. Erkennen Sie den inneren Frieden, den Sie erfahren, während Sie Ihren Körper mit frischer, sauberer Luft nähren.

Kurzes Innehalten

Visualisieren Sie ein herrliches, weißes Licht in Ihrem Herzen sehen Sie, wie es sich durch Ihren ganzen Körper ausbreitet, und spüren Sie, wie dieses weiße Licht des Schutzes auf das Gebiet um Sie herum ausstrahlt.

Sehen Sie sich jetzt um. Freuen Sie sich über das Schutzdach, das die riesigen Bäume über Ihnen formen Sie beschützen Sie und machen Sie stark. Sie lassen sich in diesem Tempel der Schönheit, den die Natur zur Freude aller Lebewesen gebaut hat, nieder. Sie sind allein und fühlen sich doch sicher. Sie wissen, dass Sie von Wärme und Liebe umgeben sind. Beobachten Sie die herumflatternden Vögel, die in den trockenen Blättern nach Nahrung suchen, das Rascheln kleiner Tiere und Insekten, die Ihre Anwesenheit akzeptieren. Da Sie in Frieden kommen, fühlen sich die Tiere durch Ihre Anwesenheit nicht bedroht. Seien Sie dankbar für diesen Augenblick, und freuen Sie sich am Glück der Vögel, die wie Schutzengel über Sie hinwegfliegen.

Beobachten Sie, wie sich die Pflanzen und Sträucher und Klettergewächse entwickeln; sehen Sie den Wachstumsprozess im Augenblick seines Geschehens. Sie wissen, dass sich Ihr inneres Wachstum ebenso sicher und gleichmäßig vollzieht – jeder Schritt ist abhängig von der Unterstützung der Energie der Erde. Achten Sie auf die Stärke, die in Ihre Adern dringt, während Sie diese Kraft des Waldes bestaunen, und Sie spüren allmählich, dass Sie hierher gehören.

Sehen Sie sich um. Lassen Sie sich Zeit, und nehmen Sie den Geist des Waldes in sich auf: Hören Sie zu. Lauschen Sie den Geräuschen des Waldes, der Natur. Lassen Sie Ihren Körper in die Bewegung um Sie herum einfallen, nehmen Sie diesen Rhythmus an. Lassen

Sie den Rhythmus Teil Ihres Herzschlags werden.

Spüren Sie das Trommeln, wenn das Blut durch Ihren Körper gepumpt wird. Die Energie, die durch Sie hindurchströmt, verleiht Ihrem ganzen Wesen Kraft. Sie wissen, das Zittern, das Sie verspüren, ist Ihre Verbindung mit dem Geist. Heben Sie Ihr Gesicht den Tautropfen entgegen, die von dem üppigen Grün fallen, und akzeptieren Sie diese Heilung. Spüren Sie den Frieden in den Liedern der Vögel und das Glück in Ihrem Herzen, während die Musik der Vögel magisch durch die Wälder klingt.

Berühren Sie mit Ihrer Hand die Feuchtigkeit der Blätter, die raue Struktur der Baumrinden, die Weichheit der Vogelflügel. Sie dürfen diesen Segen der Natur mit Ihrem Herzen festhalten. Ruhen Sie sich einen Augenblick auf dem kalten Stein vor Ihnen aus, und nehmen Sie seine Energie in sich Sie beobachten das Glück des kalten Wassers, das sich seinen Weg in dem Bach zu Ihren Füßen bahnt. Setzen Sie sich hier einen Augenblick hin, und nehmen Sie die Schönheit dieses Ortes und dieser Zeit Ihres Lebens in sich auf:

Wenn Sie den Weg zurück zu dem Waldrand, an dem Sie Ihre Reise begannen, gehen, wissen Sie, dass Sie zu dieser Erinnerung jederzeit, wenn Sie wollen, zurückkehren können. In schwierigen Zeiten wird es Ihnen helfen, sich an diesen Flecken zu erinnern. Wenn Sie dazu bereit sind, öffnen Sie Ihre Augen. Gehen Sie in Frieden.

26

Seelenfrieden

IHRE MEDITATIONSFÜHRERIN: MONA O'NEAL

„Wenn Sie für sich ein Nest des inneren Friedens schaffen,
indem Sie Ihre Bewusstseinsebene verändern,
so kann Sie das durchaus körperlich kurieren,
mental inspirieren und spirituell heilen."

Einführung

Diese Reise zu einem höheren Bewusstseinszustand rückt unsere Sorgen in die richtige Perspektive und bietet den Frieden, durch den wir Zugang zu göttlicher Führung erhalten. Sie kann unseren inneren Aufruhr besänftigen, wann immer uns Äußerlichkeiten aufregen oder frustrieren oder wir uns besorgt Fragen stellen, für die es keine Antworten zu geben scheint. Sie hilft auch beim Einschlafen. Das Bild des blauen Wassers kann das Gefühl der Dringlichkeit, das wir bezüglich einer externen Situation hegen, verringern und ein Gefühl des Friedens hervorrufen. Der Aufstieg lässt gigantische Probleme mit der Zeit zwergenhaft erscheinen.*

Die Reise

Effiziente Imagination hängt weitgehend von einem entspannten Körper und einem entspannten Geist ab. Machen Sie es sich bequem, und lockern Sie eng sitzende Kleidungsstücke. Atmen Sie tief und entspannt mit geschlossenen Augen. Spannen Sie die

---

* Diese Reise ist in der Reihe „*Meditation in the Real World*" (Meditation in der wirklichen Welt) in Amerika auch auf Band erhältlich und bietet dort die Gelegenheit zu noch größerer Entspannung aufgrund der beruhigenden Hintergrundmusik (siehe Adresshinweis am Ende des Buches).

Muskeln Ihrer Zehen und Füße an ... und entspannen Sie sich. Jetzt spannen Sie die Muskeln der Waden und Schenkel an ... und entspannen Sie sich. Gehen Sie zu Ihrem Rumpf über, spannen Sie jeden einzelnen Muskel an, und halten Sie die Spannung ... entspannen Sie sich. Nehmen Sie einen tiefen Atemzug, halten Sie den Atem an ... und entspannen Sie sich. Spannen Sie die Muskeln in Ihrem Brustkasten an, halten Sie die Spannung und entspannen Sie sich dann, völlig entspannt ... Spannen Sie die Muskeln in Ihren Armen und Händen an, halten Sie die Spannung, und lassen Sie dann los. Nehmen Sie noch einen tiefen Atemzug ... halten Sie den Atem an ... und lassen Sie ihn los. Jetzt spannen Sie die Muskeln in Ihrem Gesicht und Ihrem Kiefer an ... und lassen Sie los ... lassen Sie völlig los ... Atmen Sie noch einmal tief ein, und spannen Sie mental die Muskeln Ihres Geistes an, wo Sie all diese stressigen Gedanken hielten ... halten Sie die Spannung an ... und lassen Sie jetzt los.

Hier ist es sicher ... nichts kann eindringen, nichts stört. Sehen Sie Ihren Geist als einen tiefen, blauen See aus klarem, glattem Wasser ... auf seiner Oberfläche spiegelt sich das ganze Universum wie in einem Spiegel wider ... Halten Sie dieses Bild für einen Augenblick fest ... Spüren Sie, wie Ihr ganzes Wesen in die Tiefe dieser friedlichen, entspannten Stille eintaucht ... absorbieren Sie deren ruhige, heilende Essenz in allen Muskeln, allen Zellen und jedem einzelnen Ihres Körpers, in jedem Winkel Ihres Geistes ... Dieser Frieden wäscht jetzt alle Verwirrung ab ... alle Sorgen ... reinigt von negativen Emotionen ... Er verwandelt alle Ängste in Glauben ... Lassen Sie sich von dieser entspannenden Läuterung völlig einnehmen und fühlen Sie sich umsorgt ... völlig aufgelöst in diesem heilenden Frieden.

Kurzes Innehalten

Wenn Sie sich selbst völlig erneuert und vollkommen in Frieden fühlen, treten Sie aus dem strahlend blauen Wasser heraus an

Strand, wo Sie einen goldenen Bademantel finden. Hüllen Sie liebevoll und sanft in seine Üppigkeit ein, und gehen Sie wartenden Heißluftballon in Regenbogenfarben zu. Das ist Weltraumballon, und Ihr goldener Bademantel ist Ihr Raumanzug. Der Ballon und Ihr Raumanzug bieten Ihnen vollkommene Bequemlichkeit und absolute Sicherheit. Sie spüren die Heiterkeit und die Ehre, während Sie an Bord gehen … Ganz langsam steigt der Ballon über die Baumkronen hinaus. Beobachten Sie die eindrucksvolle Schönheit und den Frieden der Landschaft. Von hier aus sieht der Bauer auf seinem Feld aus wie ein bezauberndes, rustikales Gemälde. Grüßen Sie die 'neugierigen Vögel, die ihre Nester verlassen haben, um mit Ihrem Regenbogenballon ein kleines Wettfliegen zu genießen.

Kurzes Innehalten

Sie steigen jetzt höher. Das Feld des Bauern und all die anderen Felder stoßen aneinander und bilden eine herrliche Patchworkdecke aus satten Braun-, Grün- und Gelbtönen, umrandet von hellen und leuchtenden blauen Flüssen und Seen und mit weichen, weißen Wolken in der Ferne. Von hier aus verschmelzen all die kleinen Feldmausprobleme, die Traktorreparaturen, die gebrochenen Zäune einfach zu einer herrlichen Szenerie. Von dieser Höhe aus ist alles Gelassenheit und Schönheit, Harmonie und Frieden. Sie steigen jetzt höher und durchqueren die Mitte eines glitzernden Regenbogens. Sein kühler Nebel streichelt Ihre Haut … die Farben Ihres Ballons verschmelzen mit den Farben des Regenbogens, Ihre Energie wird eins mit diesem zarten Wunder der Natur … Sie werden inspiriert und steigen höher und immer höher.

Kurzes Innehalten

Jetzt können Sie wie ein Astronaut auf die Erde heruntersehen. Unsere herrliche Erdkugel aus strahlendem blauen Wasser und

Ländern ohne Grenzen, die in vollkommener Ordnung ihre vollkommenen Bahnen zieht ...

Kurzes Innehalten

... und Sie steigen immer höher, bis Sie sich zwischen den Sternen bewegen ... zeitlos ... ohne Geburt ... ohne Tod ... und alles ist offen, alles ist frei. Sie sind grenzenlos und doch auch völlig vereint mit jeder Schwingung des Universums. Atmen Sie tief, und ruhen Sie sich in diesem Zustand des Wohlbefindens einen Augenblick lang aus.

Kurzes Innehalten

Bevor Sie zurückkehren, entscheiden Sie sich, wie viel von diesem Frieden, von dieser Freiheit Sie in Ihr Leben tragen wollen. Wie viel davon wollen Sie für die Sorgen eintauschen, die Sie zurückgelassen haben, Sorgen, die jetzt – aus dieser Höhe – unsichtbar sind.

Kein Problem kann jemals von der Ebene des Problems aus gelöst werden, aber Sie befinden sich jetzt auf einer höheren Ebene ... mit all der Intelligenz des Universums fest im Griff: Bitten Sie um die Lösung in einer Form, die Sie verstehen können. Sie wissen, dass Sie diese Lösung bekommen werden.

Kurzes Innehalten

Jetzt müssen wir diesen Ort der vollkommenen Gelassenheit verlassen. Sie können beschließen, dieses Gefühl des Friedens in Ihr normales Leben mit zurückzunehmen. Sie können aber auch immer wieder an diesen Ort zurückkehren, bis die beiden Ebenen miteinander verschmelzen und Sie zu diesem vollkommenen Frieden werden.

Der Regenbogenballon sinkt langsam tiefer. Danken Sie dem Kapitän Ihres Ballons für dieses großartige Abenteuer ... Sie lassen den goldenen Bademantel zu Boden gleiten und sehen, dass Sie wieder Ihre normalen Kleider tragen ... Nehmen Sie einen tiefen Atemzug. Sie spüren, wie Ihr Körper vor Freude und Lebendigkeit bebt ... wackeln Sie mit Ihren Fingern und Zehen, und bewegen Sie Ihre Schultern. Öffnen Sie Ihre Augen. Sie sind jetzt hier, hellwach und munter. Sie fühlen sich wunderbar, vollkommen in Frieden, genau hier, an dieser Stelle.

27

Die friedliche Leere

IHR MEDITATIONSFÜHRER: LARRY MOEN

„Haben Sie keine Angst – die Leere ist Ihr Freund."

Einführung

Für viele von uns ist es enorm schwierig, nichts zu tun. Die meisten von uns sind in den Aktivitäten des Lebens gefangen, und wenn wir einmal nichts zu tun haben, versuchen wir sofort, diesen Augenblick anzufüllen, anstatt uns an ihm zu freuen und ihn in Ehren zu halten. Diese Meditation wird Ihnen helfen, sich mit der Leere, dem Nichts, dem Frieden und der Ruhe Ihres eigenen Geistes anzufreunden. Diese Meditation sollte häufig durchgeführt werden, denn es ist nicht leicht, diese friedliche Leere zu erreichen, wenn das Leben voller Ablenkungen und voller Bewegung ist. Versuchen Sie es, und lassen Sie sich nicht frustrieren. Sie haben ein ganzes Leben damit verbracht, Ablenkungen anzuhäufen, da können Sie nicht erwarten, diese ohne etwas Geduld und Übung hinter sich zu lassen.

Anfangs führt man diese Meditation am besten an einem Ort und zu einer Zeit durch, wo die wenigsten Ablenkungen vorhanden sind. Mit der Zeit werden Sie sich in den Gefilden des Nichts wohler fühlen, und Sie werden herausfinden, dass Sie dieses Gefühl freisetzen können, wann immer Sie dies wünschen.

Die Reise

Schließen Sie Ihre Augen, und nehmen Sie einen tiefen Atemzug. Atmen Sie eine grüne Wolke ein ... und atmen Sie ein Blatt aus, das sanft zu Boden flattert ... Wenn Sie einatmen, schwebt die aufsteigende grüne Wolke höher und höher ... Wenn Sie ausatmen, flattert das Blatt sanft zu Boden ... Atmen Sie die aufsteigende grüne Wolke ein ... und atmen Sie das sanft fallende Blatt aus ...

Wenn Sie die Farbe nicht sehen können, dann visualisieren Sie das Wort *grün*. Sehen Sie sich jeden einzelnen Buchstaben an: g-r-ü-n. Betrachten Sie jetzt das gesamte Wort: grün. Das Wort grün wird jetzt zur Farbe grün. Gleiten Sie jetzt ganz sanft in Ihr Herzzentrum. Ihr Herzzentrum akzeptiert es und strahlt ein grünes Licht aus. Lassen Sie das Grün in Ihr leidenschaftliches Herz sinken, und tauschen Sie Liebe mit Grün aus. Beide werden jetzt eins.

Stellen Sie sich in Ihrem Herzzentrum ein glühendes grünes Licht vor, das Sie während dieser Meditation begleitet. Nehmen Sie sich jetzt einige Augenblicke Zeit, um dieses beruhigende, kühlende und stille grüne Glühen, das aus Ihrem Herzzentrum ausstrahlt, zu fühlen und zu erfahren.

Kurzes Innehalten

Erkennen Sie jetzt unerfüllte Wünsche aus Illusionen und Fantasien in Bezug auf andere Menschen, Dinge oder Süchte an. Dabei handelt es sich um Dinge, die Sie sich wünschen. Verwandeln Sie diese Wünsche in Gedanken.

Lassen Sie die Gedanken in Ihren Brustkasten sinken. Nehmen Sie sie aus Ihrem Geist, und verpflanzen Sie sie in den unteren Teil Ihres Körpers. Machen Sie die Gedanken in Ihrem Sein zur Wirklichkeit. Verwandeln Sie die Gedanken in transparente Teilchen und in das Strahlen klarer Energie. Stellen Sie sich vor, wie Ihre Gedanken einer nach dem anderen in Nichts, in die Leere verwandelt werden.

Spüren Sie diese Leere. Beschreiben Sie diese Leere ganz genau. Sehen Sie ihre Form, Größe, Farbe und Dichte, ihr Gewicht, ihren Geruch und Geschmack. Fühlen Sie sie erneut.

Kurzes Innehalten

Nehmen Sie nun das grüne Licht der Liebe, das Ihr Herzzentrum durchtränkt, und streicheln Sie damit die Leere. Behandeln Sie sie gut und voller Zuneigung, so wie Sie einen anderen Menschen oder eine Sache behandeln würden. Äußerlichkeiten, aber auch innere Emotionen können von Zeit zu Zeit versuchen, in diese Leere einzudringen. Machen Sie sich deren Bedeutung klar, und lassen Sie sie nachsichtig wissen, dass die Leere ein Ort für das Nichts ist und dass die Emotionen hindurchziehen und verschwinden sollen. Sie wissen, dass weder Äußerlichkeiten noch Emotionen die Leere stören werden.

Ziehen Sie die Leere ganz nahe zu sich heran. Umarmen Sie sie; streicheln Sie sie liebevoll, und heißen Sie sie mit sanfter Stimme in Ihrem Körper willkommen.

Lassen Sie die Leere in sich schweben. Sie ist Ihr Freund. Anfangs fühlt sich das möglicherweise etwas merkwürdig an. Das ist in Ordnung. Versuchen Sie nicht, den Raum zu füllen. Genießen Sie die Leere und die Freude. Lassen Sie die Leere einfach existieren, und werden Sie zu der Liebe, die sie einhüllt.

Wenn Sie das Gefühl haben, alles erfahren zu haben, was in diesem Augenblick notwendig ist, kehren Sie in den wach bewussten Zustand zurück.

28
Regen

IHRE MEDITATIONSFÜHRERIN: ELEANOR K. SOMMER

„Suchen Sie die Stille, und Ihre Welt wird sich verändern."

Einführung

Die Technologie sollte in unserem Leben ein Hilfsmittel sein wie alles andere auch. Sie sollte Teil eines größeren Systems sein, das sowohl der Seele als auch dem Körper Nahrung bietet. Unerbittliches Wachstum hat uns vergessen lassen, wie heilend und entspannend unsere natürliche Welt sein kann. Die Kraft der Natur ist Ehrfurcht erweckend, und wir sollten weniger versuchen, die Kontrolle zu erlangen, als vielmehr Respekt, Verständnis und Anteilnahme. Mit dieser Meditation können Sie lernen, die Beziehung zu erkennen, die wir zu unserer Umwelt haben. Sie soll Sie daran erinnern, mit dem, was Sie tun, aufzuhören und sich auf etwas Einfaches zu konzentrieren, auf den Gesang eines Vogels, auf die Ameise, die über die Türschwelle krabbelt oder auf den Regen, der leise gegen die Fensterscheibe schlägt.

Diese gezielte Imagination kann auch dann ausgeführt werden, wenn Sie sich nicht in einem natürlichen Umfeld befinden, aber denken Sie daran, in Ihrem Leben Augenblicke zu finden, in denen Sie einfach und still mit jedem Teil Ihrer natürlichen Umwelt Kontakt aufnehmen können, der Ihnen Freude und Zufriedenheit bringt. Sie brauchen keine besonderen Gegenstände und keine bestimmte Musik, um diesen Frieden zu erzielen. Er befindet sich bereits in Ihnen. Sie müssen einfach still genug sein, um den Zugang zu erlangen.

Die Reise

Bringen Sie Ihren Geist zum Schweigen, und öffnen Sie ein imaginäres Fenster. Hören Sie, wie eine Brise sanft durch ein Glockenspiel vor dem Fenster streicht. Entspannen Sie sich an Ihrem Schreibtisch … an Ihrem Küchentisch … oder während Sie in der Schlange in der Bank stehen. Wo immer Sie sich befinden, es ist jetzt möglich, sich einige Minuten Zeit zu nehmen, um an etwas anderes als an Fortschritt, Geld oder Konsum zu denken. Gestatten Sie sich das Privileg, nichts zu tun. Ihre Arbeit, Ihre Kinder, Ihr Ehepartner oder andere Ablenkungen können einige Minuten warten.

Öffnen Sie das Fenster, und atmen Sie die feuchte, kühle Luft ein, die einem Sommerschauer vorausgeht. Hören Sie das Zwitschern und Gurren der Vögel, während sich die Wolken am Horizont ballen. Hören Sie, wie die Brise durch die Bäume streicht, und spüren Sie, wie sie über Ihr Gesicht und Ihre Haut streichelt. Atmen Sie die kühle, entspannende Luft ein und aus. Öffnen Sie das Fenster weiter, und lehnen Sie sich hinaus. Lassen Sie den Geruch der Wolken in Ihre Nase dringen. Atmen Sie ein, und atmen Sie aus … langsam, zufrieden. Sie müssen nirgendwo hingehen … nichts anderes tun, als den aufziehenden Sturm zu genießen.

Die Brise wird stärker, bläst über Ihr Gesicht und kitzelt Ihre Ohren … wirbelt vielleicht sogar Ihre Kleidung durcheinander und zerzaust Ihr Haar. Genießen Sie das Gefühl, Kontakt mit dem Wind zu haben. Hören Sie, wie er die Bäume durchschüttelt. Beobachten Sie, wie die Blätter durcheinandergewirbelt werden und ihre silberfarbenen Unterseiten im schwächer werdenden Sonnenlicht glitzern und tanzen.

Stellen Sie sich jetzt vor, dass es anfängt, leicht zu regnen. Ein Tropfen. Dann noch einer. Hier und dort. Achten Sie auf die Tropfen, die auf die Blätter und dann auf den Boden fallen. Spüren Sie die Tropfen auf Ihrem Gesicht. Strecken Sie Ihre Hände aus, und versuchen Sie, die Regentropfen aufzufangen, bevor sie auf die Erde fallen. Plötzlich riechen Sie einen muffigen, erdhaften Geruch. Der Regen befeuchtet die Erde, das Gras, die Bäume und Blätter. Vielleicht fällt Ihr Regen auf den Fußweg oder auf ein Dach und Sie spüren, wie der heiße Dampf aufsteigt, während die Tropfen verdampfen.

Jetzt regnet es stärker, und Sie beschließen, den Kopf einzuziehen und die Brise und die Gerüche aus dem Innern des Hauses zu genießen, um nicht völlig durchzuweichen. Konzentrieren Sie jetzt all Ihre Sinne auf den Regen. Hören Sie, wie seine Intensität zunimmt, und spüren Sie die Spritzer, wenn der Wind den Regen gegen das Fenster treibt. Hören Sie, wie der Regen durch die Bäume fällt und auf den Boden oder das Trottoir klatscht.

Sie sind aufgeregt. Der Geräuschpegel steigt, und alles, was Sie jetzt hören können, ist der Regen, der in Ihren Ohren rauscht. Trommelnder, donnernder Regen überall um Sie herum. Sie atmen ein und atmen aus und bleiben ruhig und friedlich, während der Regen um Sie herum donnert. Entspannen Sie sich, und genießen und respektieren Sie die Kraft dieses Naturereignisses.

Kurzes Innehalten

Achten Sie jetzt darauf: wie der Regen langsam schwächer wird. Der Himmel hellt sich auf. Einige Vögel haben sich mutig herausgewagt und singen laut mit schriller Stimme. Hören Sie, wie der Regen leiser fällt. Der Wind ist verschwunden, und stattdessen bläst eine kühle, frische Brise durch das Fenster herein und verweilt an Ihrem Körper. Spüren Sie die Kühle. Entspannen Sie sich, und atmen Sie diese saubere, belebende Luft ein. Achten Sie jetzt darauf: wie die Sonne langsam hinter den Wolken hervor kommt. Ihre Strahlen wärmen die tropfenden Blumen und Pflanzen. Die von der Sonne geweckten Blumen geben ihren Duft ab, und die kühle, erfrischende Luft ist jetzt voll mit den Düften der Blumen. Atmen Sie die kühle, saubere Luft ein und aus. Sie fühlen sich erfrischt, vitalisiert und bereit, zu Ihrer Arbeit zurückzukehren.

Seien Sie dankbar dafür, dass Sie immer, wenn Sie es wollen, an jedem Ort und zu jeder Zeit innehalten und an dieser Szene Ihrer Imagination teilnehmen können. Sie können sie auch zum Bestandteil Ihrer Alltagswirklichkeit machen. Denken Sie daran, jeden Tag einige Augenblicke dafür zu reservieren, sich zu entspannen und die natürliche Umgebung um Sie herum zu genießen – sei es nun real oder in Ihrer Imagination.

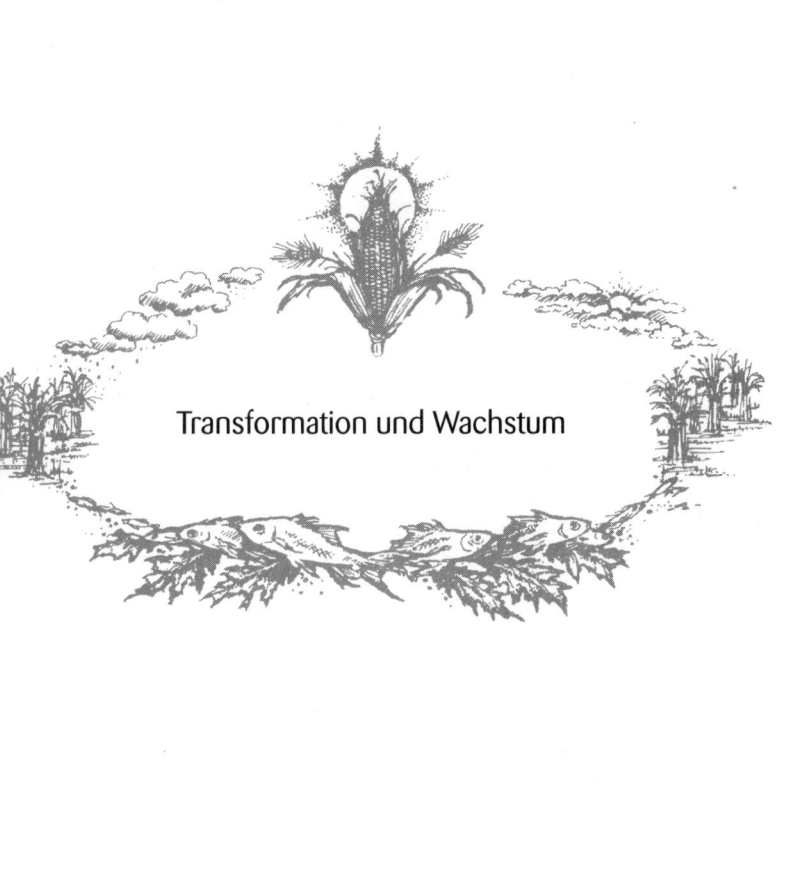
Transformation und Wachstum

29
Wut freisetzen durch Vergebung

Ihre Meditationsführerin: Mona O'Neal

„Wenn wir unserer Wut Ausdruck verleihen,
so kann dies eine gesunde Motivation für Veränderung sein."

Einführung

Ein Großteil der Gewalt in unserer heutigen Gesellschaft ist auf das unangemessene und allzu lange unterdrückte Ausleben der Wut zurückzuführen. Aufgestaute Wut ist ein tödlicher Gast. Diese Übung bringt die Wut zum Ausdruck, vertreibt sie für immer und leitet den Heilungsprozess ein, indem sie Sie freimacht. Es ist bei dieser Visualisierung wichtig, dass Sie ungestört bis zum Ende gelangen. Diese Imagination bietet einen Ort der inneren Sicherheit, an dem alter und neuer Ärger an die Oberfläche dringen kann. Das hilft dabei, sich auszudrücken, zu explodieren und die destruktive Kraft zu zerstören. Sobald Sie Ihren gewaltigen Ärger auf das Objekt Ihrer Wut bis zum Punkt der Zerstörung an die Oberfläche haben dringen lassen, gibt es sofort eine Freisetzung, gefolgt von einem Gefühl der Schuld. Das ist der perfekte Augenblick für Vergebung, die man gewähren sollte, ohne in die „Opfer"-Rolle zu schlüpfen.

Die Reise

Suchen Sie einen Ort und eine Stellung, die für Sie am bequemsten sind. Ihre völlige Entspannung ist für eine gelungene Imagination äußerst wichtig. Also setzen Sie sich, oder legen Sie sich hin, nehmen Sie mehrere, tiefe, reinigende Atemzüge, und pressen Sie dann die Luft aus Ihren Lungen heraus. Spannen Sie die Muskeln Ihrer Füße und Beine an, und halten Sie die Spannung ... lassen Sie jetzt los ... werden Sie schlaff, und entspannen Sie sich. Nehmen Sie einen tiefen Atemzug, und blasen Sie die Luft heraus. Spannen Sie jetzt die Muskeln Ihres Unterkörpers an, so fest, wie Sie nur können, halten Sie die Spannung ... und lassen Sie los ... atmen Sie ... entspannt ... ganz entspannt. Jetzt die Muskeln Ihres Oberkörpers, Ihrer Arme bis hinunter zu den Fingerspitzen, spannen Sie jeden Muskel so fest an, wie Sie nur können, und halten Sie die Spannung ... entspannen Sie sich, atmen Sie tief ... ganz entspannt. Spannen Sie die Muskeln in Ihrem Gesicht und Ihrem Kiefer an, in Ihrem Hals und Ihren Ohren, sogar Ihre Kopfhaut ist so angespannt wie nur möglich, halten Sie die Spannung ... und lassen Sie sie los; lassen Sie völlig los ... nehmen Sie einen langsamen, entspannenden Atemzug, und lassen Sie los ... Ihr ganzer Körper fühlt sich jetzt völlig entspannt an, völlig in Frieden. Nehmen Sie einen langsamen, tiefen Atemzug, und wenn er Ihren Körper verlässt, geben Sie ihm die ganze verbliebene Restspannung mit. Entspannt ... ganz entspannt ...

Sehen Sie jetzt sich selbst in einem angenehmen Raum. Jemand ist bei Ihnen, jemand, mit dem Sie sich völlig sicher und bedingungslos geliebt fühlen. Er ist ihr Wächter und ihr Führer, er ist hier, um Sie zu schützen und Sie zu unterstützen, wenn Sie dem Objekt Ihrer Wut gegenübertreten. Sie sind vollkommen sicher.

Sehen Sie jetzt das Bild des Menschen vor sich, der Sie so wütend gemacht hat. Sehen Sie all seine Eigenschaften vor Ihrem geistigen Auge. Spüren Sie seine Anwesenheit. Machen Sie das Bild lebendig und real. Ihr Wächter ist hier, um Sie zu schützen. Es gibt nichts zu fürchten. Sehen Sie das Objekt Ihrer Wut deutlich, beobachten Sie, wie seine Brust beim Atmen steigt und fällt. Wenn Sie diesen Menschen ansehen, setzen Sie Ihren Geist wie einen Hitzedetektor ein, und überprüfen Sie Ihren eigenen Körper aufstellen, an denen Sie Spannung oder Unbehagen verspüren. Während Sie diesen Menschen ansehen, tasten Sie innerlich sehr sorgfältig jeden Zoll Ihres Körpers ab.

Sie werden eine oder mehrere Stellen finden, an denen Sie das Feuer Ihres Ärgers gesammelt haben. Wenn man diesen Ärger einsperrt, verhält er sich wie die schwelenden Feuer der Hölle. Selbst von außen, durch die verschlossenen Türen, beleidigt der säureartige Gestank Ihre Nase ... und dringt durch Ihre Haut. Sie spüren die brennende Hitze durch die Tür hindurch. Ein bitterer Geschmack füllt Ihren Mund, die Hitze in Ihrem Körper steigt auf ... Sie werden zu Ihrem Ärger!

Ihr Führer steht jetzt direkt hinter Ihrer linken Schulter und erteilt Ihnen seinen Segen, gibt Ihnen seinen ganzen Schutz ... Sagen Sie diesem Menschen, dem Sie gegenüberstehen, wie Sie sich fühlen ... Es ist in Ordnung, wütend zu sein; Sie haben alles Recht der Welt, diesen Ärger zu spüren. Sagen Sie ihm das ... sagen Sie ihm, was er Ihnen angetan hat ... und wie sehr Sie das verletzt beziehungsweise verstimmt hat ... was er Ihrem Leben angetan hat!

Kurzes Innehalten

Sagen Sie diesem Menschen, was Sie von ihm erwartet haben und wie sehr er Sie enttäuscht hat. Sehen Sie ihm in die Augen, und sagen Sie ihm all die Dinge, die Sie ihm schon immer sagen wollten ... Es ist in Ordnung, das ist die Zeit, alles zu sagen ... alles zu fühlen. Sagen Sie es ihm ... Ihr Wächter ist hier, nichts kann Ihnen schaden. Sobald die Wahrheit Ihrer Gefühle heraus ist, sind Sie von diesem glutroten Topf der Wut befreit. Sagen Sie diesem Menschen alles ... und während Sie es ihm sagen, bemerken Sie, wie die ganze Hitze Ihres Ärgers innerlich aufsteigt, bis Sie fühlen, dass Sie von all Ihrer Wut völlig angefüllt sind.

Jetzt ... genau jetzt lassen Sie Ihre Wut durch die verschlossenen Türen jeder Zelle Ihres Körpers explodieren und wie einen

Laserstrahl aus Ihren Augen schießen. Das Bild vor Ihnen wird zerstört … völlig in seine Einzelteile aufgelöst … nichts bleibt übrig. Nichts …

Ihr Führer tröstet Sie leise und nickt zustimmend. Sie ruhen sich einen Augenblick erlöst aus. Ihre alte Wut hat sich jetzt ausgedrückt und in dem Läuterungsprozess aufgelöst, in der weißen Hitze des Lasers. Ihr Körper ist gereinigt, befreit und erlöst. Entspannen Sie sich, und atmen Sie locker und frei. Spüren Sie die Neuheit und den Frieden, der Sie umgibt. Sie bemerken, dass sogar das Zimmer sich verändert hat. Es ist hell und luftig und ähnelt einem Kinderzimmer.

Was Sie gerade zerstört haben, ist Ihr Bild dieses Menschen, auf den Sie so wütend waren. Das Wesen dieses Menschen, das aus einem reinen und vollkommenen Geist besteht, ist ewig … Hier ist das spirituelle Kinderzimmer, in dem Sie dieses innere Wesen in einem Kinderbettchen finden; es gluckst und lächelt und streckt seine Händchen nach Ihnen aus. Dieses vollkommene Kind, eine Schöpfung Gottes, braucht Ihre Liebe und Vergebung.

Heben Sie diesen Babygeist hoch, und legen Sie ihn an Ihre Schulter. Wiegen Sie ihn sanft, und berühren Sie mit Ihrer Wange seine unglaubliche Weichheit. Füllen Sie Ihr Herz mit purem Mitgefühl und reiner Vergebung. Sie können sehen, dass dieser Geist auf seinem eigenen Weg heranwächst, in seinem eigenen Kampf dem Licht entgegen, genau wie Sie. Sie wissen, dass Sie das Verhalten dieses Kindes nicht verzeihen müssen, und Sie wissen, dass Sie sich niemals wieder diesem Verhalten aussetzen müssen. Mit Ihrer inneren Weisheit trennen Sie das Wesen dieses reinen Geistes, das Sie nun sanft an sich pressen, von allem, was vorher gewesen ist … und Sie flüstern: „Jetzt ist alles vorbei. Ich werde meinem alten Bild von dir keine Energie mehr zuführen. Ich vergebe dir." Sie legen dieses wertvolle Geistkind wieder in sein Bettchen und flüstern ihm zu … aus ihrem tiefsten Innern … „Alles ist vergeben. Ich gebe dich jetzt zu deinem eigenen Guten frei, so wie ich für mein Gutes frei bin."

Sie drehen sich um und finden Ihren Führer wartend vor. Gehen Sie Hand in Hand durch die Tür, und schließen Sie sie fest hinter sich. Sie schreiten hinaus in das Sonnenlicht eines vollkommen ... neuen ... Frühlingstages. Danken Sie Ihrem Führer, und verabschieden Sie sich von ihm ... atmen Sie die Freiheit dieses Ortes ein ... ganz tief. Lassen Sie das heilende Licht in jede einzelne Zelle dringen. Atmen Sie die Neuheit dieses Augenblicks. Sie wissen, dass Sie frei sind!

30

Den Berg erklimmen

Ihre Meditationsführerin: Janet Doucette

„Wenn Sie den Berg erklimmen, können Sie alles hinter sich
lassen, was für Sie nicht länger funktioniert
beziehungsweise was Sie nicht länger brauchen."

Einführung

Ich setze diese Reise bei Workshops mit dem Thema „Verantwortung übernehmen" ein. An welchen Stellen klammern wir uns an unsere Ängste? Was teilt uns unser Körper mit? Wie können wir lernen, alte Verhaltensmuster und Gewohnheiten loszulassen? Diese Reise gestattet uns, alles loszulassen, was uns einengt, und sie erlaubt uns die Erfahrung unseres Höheren Selbst. Diese Visualisierung kann immer dann wiederholt werden, wenn Angst oder Anspannung Ihr Leben regieren. Sie bietet eine harmonische Atmosphäre und hilft Ihnen, Prioritäten zu erkennen.

Die Reise

Beginnen Sie mit aufmerksamem Atmen. Setzen Sie sich mit gerader Wirbelsäule aufrecht hin. Die Hände liegen auf Ihren Schenkeln. Wenn Sie atmen, erlauben Sie dem Atem, sich spiralförmig durch Ihren Körper zu bewegen und Ihre Zellen und Organe zu nähren. Entspannen und lockern Sie sich. Mit dem Atem, den Sie ausatmen, hinaus in das weiße Licht, das Sie umgibt, atmen Sie auch die Gifte und Anspannungen, die sich während des Tages ansammelten, aus. Spüren Sie Ihre Chakra-Energiezentren, die sich nacheinander öffnen und sich im Uhrzeigersinn ungehindert drehen.

Sie sehen, dass Sie am Fuß eines hohen Berges stehen. Seine gewaltigen Felswände und zerklüfteten Abhänge locken Sie an. Der Gipfel liegt im Nebel verborgen, und der Fuß des Berges wird durch einen dichten Wald verhüllt. Vor Ihnen liegt ein Pfad, der in diesen Wald hineinführt. Sie sind entschlossen, zur Spitze des Berges hinaufzuklettern.

Sie haben sich gut auf diese Reise vorbereitet. Auf Ihren Schultern tragen Sie einen schwer beladenen Rucksack mit Lebensmitteln, Werkzeugen, Kleidern und einem Zelt. Alles, was Sie benötigen, um in den Wäldern zu überleben, und die gesamte Bergsteigerausrüstung, die Sie zum Bezwingen der Felswände benötigen, sind in diesem Rucksack, den Sie auf Ihrem Rücken tragen, eng verpackt. Ihre teuren Bergsteigerstiefel sind die besten, die man für Geld bekommen kann. Sie haben weder Kosten noch Mühen gescheut, um sich auf diese große Tat vorzubereiten.

Sie haben den Rucksack fest auf Ihrem Rücken gesichert und schreiten zuversichtlich auf dem Waldweg entlang. Sie haben sich entschlossen, den Pfad des Weißen Kreuzes hinaufzugehen, und Sie haben eine Karte bei sich, auf der dieser Weg gut eingezeichnet ist. Der Pfad dringt tiefer in den Wald, und Sie bemerken ein leichtes Gefälle.

Nach vielen Meilen wird Ihnen der Rucksack langsam schwer, aber Sie haben die innere Stärke, um durchzuhalten. Sie hören das Geräusch donnernden Wassers. Der Pfad führt jetzt nach oben, an einem Wasserfall vorbei, der mehrere Hundert Meter hoch ist. Sie machen an dem Teich am Fuß des Wasserfalls eine Pause und starren in das rauschende Wasser, das über die Steine wirbelt. Dieser Teich nährt viele Bäche, die wiederum in viele Flüsse fließen. In diesem Teich gibt es eine Botschaft für Sie. Schauen Sie aufmerksam in diese eisigen, kalten, tosenden Fluten.

Kurzes Innehalten

Sie sind jetzt bereit, den ersten Felsen auf dem Pfad des Weißen Kreuzes zu ersteigen. Es ist ein abschüssiger Felsen in der Felswand, über die der Wasserfall rauscht. Sie beginnen den Aufstieg, indem Sie Ihren Rucksack zurechtrücken. Sie greifen mit Ihren Händen in Vorsprünge und Rillen und ziehen sich langsam hoch. Der Fels ist schwierig und steil. Ihr Rucksack fühlt sich jetzt, da Sie sich nur mit Fingern und Zehen an der Felswand festhalten, noch schwerer an. Sie ziehen sich über einen Vorsprung in der Felswand und merken, dass Sie körperlich schlappmachen.

Das Gewicht des Rucksacks ist einfach zu groß. Sie haben auf diesem Vorsprung nicht einmal genügend Platz, um sich auszuruhen. Es gibt nur genug Platz, um Ihren Körper unbequem in einer Felsspalte einzukeilen. Sie sehen, dass Sie Ihre Last erleichtern müssen, wenn Sie höher klettern wollen. Was immer Sie hinter sich lassen, bleibt solange auf diesem Vorsprung in der Felswand, bis Sie auf Ihrem Abstieg wieder vorbeikommen. Die Frage lautet nun, was Sie zurücklassen wollen, was Sie bei Ihrem Aufstieg nicht länger wirklich benötigen.

Kurzes Innehalten

Öffnen Sie jetzt Ihren Rucksack. Sie bemerken, dass sich weitaus mehr in Ihrem Rucksack befindet, als Sie dachten. Es gibt viel mehr Dinge, als man für Camping und Bergsteigen benötigt. Fassen Sie hinein, und nehmen Sie das Erste heraus, was mit Ihrer Hand in Berührung kommt.

Kurzes Innehalten

Was bedeutet es für Sie, dies zurückzulassen?

Kurzes Innehalten

Im Vertrauen darauf, dass Sie es später wieder mitnehmen können, wenn Sie wollen, legen Sie dieses Objekt auf den Vorsprung und schnallen sich den Rucksack wieder um. Der Aufstieg an der Felswand ist nun, mit leichterem Gepäck, viel einfacher. Sie folgen weiterhin dem Pfad des Weißen Kreuzes. Sie gehen an dem schmalen Bergbach entlang aufeinen großen Steinschlag zu. Es liegt jetzt ein weiterer schwieriger Teil des Aufstiegs vor Ihnen.

Sie klettern über das massive Felsmeer, und es geht immer weiter, immer höher. Sie gelangen an eine schmale Felsleiste, auf der Sie eventuell gehen können, aber die Neigung ist annähernd vertikal, und die Höhe macht Sie schwindelig. Sie beginnen den steilen Aufstieg um die Biegung der Felswand und bemerken, dass der Pfad sich beträchtlich verengt. Um weiterzugehen, müssen Sie sich über den Rand schwingen. Ihnen wird klar, dass Ihr Rucksack zu schwer ist; er wird Ihr Gleichgewicht stören. Die Schwerkraft und das Ungleichgewicht werden Sie unweigerlich in den Abgrund ziehen.

Von dieser Felsleiste aus können Sie den Berggipfel sehen. Dünne Wölkchen umkreisen ihn, und er ist völlig kahl. Es ist ein Ort düsterer Schönheit. Es ist ein Ort der Ursprünge und der Weisheit. Um den Aufstieg fortzusetzen, müssen Sie diese Felsleiste überqueren. Wieder müssen Sie den Inhalt Ihres Rucksacks durchsehen. Was können Sie hinter sich lassen, um Ihren Weg fortzusetzen? Gibt es etwas, was Sie Ihrem Gefühl nach vielleicht brauchen, aber eigentlich nicht länger wollen?

Kurzes Innehalten

Sie entscheiden sich für eine Sache, die Sie nicht länger mit sich herumtragen wollen, und Ihre Entschlusskraft wird stärker. Was hat Sie nur getrieben, so viele unnötige Dinge einzupacken? Wie schwer war es doch, diese Last zu tragen. Beschließen Sie jetzt, welche anderen Dinge Sie hinter sich lassen möchten. Wenn es ein Verhaltensmuster gibt, eine Denkweise, einen großen Verlust, über den Sie trauern oder einen Ärger, der schon lange keinen Sinn mehr macht, dann lassen Sie los.

Kurzes Innehalten

Sie sind jetzt bereit für den letzten Teil des Aufstiegs bis zum Gipfel dieses Berges, den Sie für Ihre Bergtour ausgewählt haben. Sie sind jetzt viel leichter, die Bewegungen Ihres Körpers erfolgen freier und ungehinderter. Sie können Ihre Hände leichter in die Fingergriffe legen. Sie überqueren die Felsleiste und beginnen mit dem Aufstieg. Sie befinden sich jetzt oberhalb der Baumgrenze und können meilenweit sehen. Aber Sie konzentrieren sich auf den Aufstieg. Es gibt nur noch Sie und den Berg.

Die Felswand zum Gipfel ist trügerisch. Ihre Füße können keinen sicheren Halt finden. Sie können die Bergspitze zwar sehen, sie aber nicht erreichen. Die Stahlspitzen Ihrer Bergstiefel sind zu dick, zu schwerfällig, um einen guten Halt zu finden. Sie langen nach unten und binden die Schnürsenkel auf. Es kümmert Sie nicht weiter, dass Ihre Stiefel in der Wand bleiben. Mit bloßen Füßen und neuer Kraft ziehen Sie sich die letzten Meter dieses unvorstellbar schwierigen Aufstiegs hoch.

Kurzes Innehalten

Jetzt stehen Sie endlich auf dem Gipfel. Sie sehen nach unten und entdecken, wie niedrig die Sonne am Nachmittagshimmel steht bald wird sie untergehen, und Sie werden sehen können, wie der Mond aus den Tiefebenen aufsteigt.

Nehmen Sie einen langen Atemzug, und sehen Sie jetzt vor sich, wie ein Adler sich erhebt. In den Augen dieses Adlers liegt große Weisheit. Der Weg war schwer, Sie mussten viele Opfer bringen. Nehmen Sie sich einige Augenblicke Zeit, um sich selbst deutlich mit den Augen des Adlers zu sehen. Erkennen Sie die Dinge in sich, die verwandelt werden müssen. Erkennen Sie, dass Sie jetzt den Mut haben, diese schwierige Aufgabe durchzuführen.

Kurzes Innehalten

Sie mussten den Berg nicht besiegen, um den Gipfel zu erreichen. Sie mussten nur eins werden mit dem Berg. Und Sie mussten niemals Ihre Angst und Ihre Bindungen besiegen, Sie mussten sie nur zur Seite legen, um sich selbst zu erfahren, so wie Sie wirklich sind, durch die Augen des Adlers.

Kurzes Innehalten

Bleiben Sie, solange Sie wollen, auf dem Gipfel. Spüren Sie die harte Oberfläche unter sich, ein Fundament der Stärke, das Sie aufrechterhält.

Kurzes Innehalten

Wenn Sie bereit sind, den Berg zu verlassen, breiten Sie Ihre neugeborenen Flügel aus und springen Sie. Sie schweben in das Tal unter Ihnen. Sie sind jetzt frei.

31

Zu Hause

IHRE MEDITATIONSFÜHRERIN: LIZ BACHTEL

„Laut den Archetypen Jungs bedeutet Haus auch ‚Selbst'."

Einführung

Der Prozess der Selbsterkenntnis kann durch eine Imagination verstärkt und unterstützt werden, die sich auf Carl Jungs archetypische Symbole stützt. In dieser Imagination habe ich das Symbol des „Hauses" für das „Selbst" eingesetzt. Diese Visualisierung bietet eine wunderbare Gelegenheit zur Diskussion und Analyse aufgrund der Einzelheiten, die der Patient beziehungsweise die Patientin liefert. Neben dem tieferen Sinn, dem Patienten bei seinem persönlichen Wachstum und seiner Entwicklung zu helfen, ist diese Visualisierung auch einfach fröhlich und entspannend – ein wirkungsvoller und sofortiger Kurzurlaub.

Die Reise

Setzen Sie sich bequem in einen Stuhl, mit den Füßen flach auf dem Boden, mit gerader Wirbelsäule und entspannten Händen. Achten Sie auf Ihren Atem. Entspannen Sie sich jedes Mal, wenn Sie einatmen. Schließen Sie sanft Ihre Augen. Atmen Sie alle Spannung aus, die Sie verspüren. Überprüfen Sie langsam und bedächtig Ihren Körper, und suchen Sie all die Stellen, an denen noch Anspannung verblieben ist ... Kopfhaut, Gesicht, Hals, Schultern ... Atmen Sie Entspannung ein, atmen Sie Anspannung aus. Bewegen Sie Ihren Brustkasten, Ihren Bauch, Ihre Arme, Hände und Finger ... atmen Sie tief ein und aus. Ihr Atem ist jetzt tiefer. Sie bewegen Ihre Beine, Füße und Zehen … atmen Sie auch den letzten Rest Ihrer Müdigkeit und Anspannung aus. Sie sind entspannt und konzentrieren sich auf Ihren Atem.

Sie gehen einen Weg entlang. Sie sind entspannt, in Frieden und zufrieden. Sie sind bequem gekleidet, nicht zu kalt und nicht zu warm. Sie genießen es, in der Natur zu sein. Sie können die Wärme der Sonne und eine sanfte Brise spüren. Sie können das fröhliche Zwitschern der Vögel hören. Die frische Luft schmeckt und riecht sauber und erfrischend. Sie gehen den Pfad entlang und sehen vor sich ein Haus am Wegesrand. Sie beschließen, zu diesem Haus zu gehen. Sie wissen irgendwie, dass dieses Haus nur auf Sie gewartet hat. Während Sie näherkommen, bemerken Sie die äußeren Einzelheiten des Hauses. Besteht es aus Holz, Ziegeln oder Steinen? Ist das Haus groß oder klein? Wie viele Stockwerke gibt es? Wie sehen die Fenster und Türen aus? Achten Sie jetzt auf die Landschaft. Gibt es einen Garten, gibt es Blumen und Bäume? Sehen Sie diese Einzelheiten so, wie Sie sie gerne hätten.

Gehen Sie jetzt zur Haustür. Sie schwingt in dem Augenblick, als Sie nach dem Türknauf greifen. Sie sind absolut sicher, dass dieses Haus für Sie gemacht ist, für Sie allein. Treten Sie jetzt hinein, und achten Sie auf alle Einzelheiten der Inneneinrichtung. Wie ist Ihr Haus möbliert? Gibt es viele Zimmer oder nur wenige? Sind die Räume klein und eng oder groß und offen? Gibt es Treppen? Wohin führen sie? Welche Farben, Stoffe, Dinge sehen Sie? Nehmen Sie sich jetzt die Zeit, um Ihr Haus zu erschaffen und zu erforschen.

Kurzes Innehalten

Jetzt, da Sie mit Ihrem Haus vertraut sind, entscheiden Sie sich, was Sie als Nächstes tun wollen. Es steht Ihnen frei, ein Buch zu lesen, Musik zu hören, eine Mahlzeit zuzubereiten, eine Tasse Tee zu kochen, zu malen oder zu schreiben oder irgendeiner anderen, entspannenden Aktivität nachzugehen, die Ihnen Spaß macht.

Sie wissen, was immer Sie gern tun wollen, Ihr Haus bietet alles, was Sie dafür benötigen könnten. Beobachten Sie sich jetzt selbst, während Sie einer Aktivität nachgehen, die Ihnen Spaß macht.

Kurzes Innehalten

Ganz langsam wird Ihnen jetzt klar, dass es Zeit ist, auf den Weg zurückzukehren. Sehen Sie sich um, und prägen Sie sich die Einzelheiten Ihres Hauses ein. Sie verstehen, dass dieses Haus Ihnen gehört, und dass es jederzeit, wenn Sie wollen, auf Sie wartet, und es wird immer alles enthalten, was Sie brauchen. Es ist jetzt Zeit zu gehen, also schließen Sie die Tür hinter sich und kehren Sie zu dem Weg zurück. Sie gehen einige Schritte, drehen sich um und schauen zurück. Aus der Entfernung sehen Sie Ihr Haus vollkommen detailgetreu. Sie wissen, dass Sie jederzeit wieder zurückkehren können, wann immer Sie das wollen. Sie drehen sich wieder um und setzen Ihre Reise auf dem Pfad fort.

Sie sind entspannt, in Frieden und zufrieden. Sie atmen leicht und tief: Bewegen Sie ganz langsam Ihre Finger und Zehen. Sie werden sich des Stuhls bewusst, auf dem Sie sitzen. Nehmen Sie sich all die Zeit, die Sie brauchen. Rekeln Sie sich, und wenn Sie dazu bereit sind, öffnen Sie Ihre Augen.

32

Begegnung mit dem Schattenselbst

Ihre Meditationsführerin: Janet Doucette

„Diese Visualisierung ist sehr emotional und erleuchtend."

Einführung

Ich setze diese Reise in Workshops und Gruppensitzungen ein, um mit dem „enterbten Selbst" in Berührung zu kommen. Wir arbeiten daran, das Schattenselbst zum Verbündeten zu machen und zu lernen, wie wir diesen Teil unserer Persönlichkeit in unserem Leben nutzen können. Wir erkennen, wo und wie wir uns verändern beziehungsweise bestimmte Aspekte unserer Persönlichkeit heilen müssen. Das Schattenselbst erfordert unter Umständen selbst starke Aufarbeitung, daher ist diese Reise nicht als ständige Visualisierung zu empfehlen. Diese Meditation hilft Ihnen, jene Aspekte Ihrer Persönlichkeit wahrzunehmen, die Sie am stärksten leugnen, und sich selbst in aller Deutlichkeit zu sehen.

Die Reise

Achten Sie auf Ihren Atem. Setzen Sie sich mit gerader Wirbelsäule hin, die Hände liegen auf Ihren Schenkeln. Wenn Sie einatmen, lassen Sie den Atem spiralförmig durch Ihren Körper gleiten und alle Zellen und Organe nähren. Entspannen Sie sich, und setzen Sie die Gifte und Anspannungen frei, die sich während des Tages angesammelt haben. Setzen Sie sie mit dem Ausatmen frei, hinaus in das weiße Licht, wo sie aufgesaugt werden. Spüren Sie, wie sich Ihre Chakra-Energiezentren nacheinander öffnen und sich ungehindert im Uhrzeigersinn drehen. Sie gehen einen Korridor mit vielen Türen entlang. Halten Sie inne, und sehen Sie sich jede Tür sorgfältig an. Wählen Sie eine Tür aus, die Sie anzieht. Achten Sie auf ihre Beschaffenheit, ihre Farbe und die Form des Türknaufs. Öffnen Sie die Tür, und gehen Sie die Treppe hinunter. Zehn, neun, acht Stufen. Sieben, sechs, fünf, vier Stufen; drei, zwei und noch eine Stufe. Jetzt treten Sie auf einen wundervoll ausgelegten Parkettboden.

Kurzes Innehalten

Nehmen Sie einen tiefen Atemzug, und lassen Sie ihn dann los. Achten Sie auf Ihren Atem. Bleiben Sie in der Gegenwart, beobachten Sie, nehmen Sie alles an, was auf Sie zukommt. Um Sie herum bildet sich Nebel, und Sie spüren Licht, Bewusstsein und Freude. Nehmen Sie sich jetzt die Zeit, Ihre Kleider oder Ihre Erscheinung zu verändern. Wenn Sie bereit sind, treten Sie aus dem verhüllenden Nebel heraus.

Vor Ihnen liegt die Pforte eines Gartens. Betreten Sie diesen besonderen Ort, und schenken Sie den Pflanzen, die hier wachsen, Ihre Aufmerksamkeit. Setzen Sie sich auf eine Bank oder einen Stein, und atmen Sie tief die herrliche Luft ein. Dieser Garten ist für Sie ein großer Trost, und er verändert sich jedes Mal, wenn Sie ihn betreten. Sie werden ihn bald verlassen, um den Alten Mann zu besuchen, daher ist es wichtig, dass Sie mit Ihrem Ort der Heilung zutiefst verbunden sind. An dem Pfad am Rande Ihres Gartens liegt ein Geschenk für Sie bereit. Sie müssen dieses Geschenk mitnehmen, wenn Sie in den Wald gehen.

Kurzes Innehalten

Sie sind jetzt bereit, in den dunklen Wald zu gehen. Sie betreten ihn ohne Führer, denn Sie kennen den Weg. Obwohl der Pfad oft im Dunkeln liegt, ist er für Sie immer sicher. Gehen Sie ruhig und zielbewusst auf diesem Weg. Bald sehen Sie ein schwaches Leuchten, das vor Ihnen auf einer Lichtung glüht. Dies ist der

Ort des Alten Mannes. Aber die Lichtung ist verlassen. Mitten auf der Lichtung brennt ein Feuer, aber niemand nähert sich. Setzen Sie sich ans Feuer, und spüren Sie seine Wärme.

Legen Sie Ihren Kopf auf die Knie, und lauschen Sie auf jedes vorhandene Geräusch. Machen Sie sich frei von Urteilen oder Bindungen.

Kurzes Innehalten

Bald schon hören Sie ein Rascheln im Dickicht, und Sie heben den Kopf. Der Alte Mann sitzt vor Ihnen auf einer bunten Decke. Seine Augen senken sich mit bohrender Intensität in Ihre Augen. Erwidern Sie seinen Blick, und lassen Sie sich von seiner Energie anfüllen.

Der Alte Mann gibt Ihnen zu verstehen, dass Sie aufstehen und mit dem Boten gehen sollen, der plötzlich neben Ihnen am Feuer steht. Sie haben niemanden kommen hören, aber tatsächlich steht da jemand neben Ihnen. Dieser Mensch ist in einen langen Mantel gehüllt, und sein Gesicht ist hinter einer Kapuze vor Ihnen verborgen. Obwohl dieser Mensch für Sie ein Fremder ist, akzeptieren Sie seine Anweisung und folgen ihm in die Wälder.

Der Pfad ist nichts weiter als ein schmaler Trampelpfad, überwuchert von Dornen und Dickicht. Der Kapuzenmensch führt Sie immer weiter in die Wälder. Vor sich machen Sie eine dünne, graue Rauchfahne zwischen den Bäumen aus, und bald gelangen Sie an eine verborgene Hütte, die mitten im wuchernden Dickicht steht.

Der Mensch, der die ganze Zeit über kein Wort mit Ihnen gewechselt hat, gibt Ihnen zu verstehen, dass Sie in die Hütte treten sollen, obwohl diese voller Rauch zu sein scheint. Sie treten ein und setzen sich auf duftende Zedernzweige. Der Mensch betritt ebenfalls die Hütte und setzt sich neben Sie. Er streckt Ihnen die Hand hin. Legen Sie das Geschenk, das Sie in Ihrem Garten erhalten haben, in seine Handfläche …

Kurzes Innehalten

Jetzt streift dieser Mensch seine Kapuze herunter, und im Licht des Feuers sehen Sie deutlich das Gesicht des schattenhaften Menschen. Sie erkennen ihn jetzt …

Kurzes Innehalten

Der Mensch bittet Sie, ihn zu heilen. Der fremde Mensch fragt Sie, wie er verwandelt werden kann. Hören Sie ihn an.

Kurzes Innehalten

Das Geschenk, das Sie diesem Menschen in die Hand gelegt haben, hat sich verändert, und der Schattenkrieger gibt Ihnen das veränderte Geschenk zurück. Dies ist das Symbol Ihrer Vereinbarung mit dem Schattenkrieger. Sie werden dieses Geschenk einsetzen, um den Schatten in Ihrem Leben zu heilen, ihn zu Ihrem Verbündeten zu machen. Obwohl Sie bislang unsichere Freunde waren, sind Sie übereingekommen, zukünftig Verbündete zu werden.

Jetzt müssen Sie sich auf den Weg zurück zu dem Alten Mann machen. Der Schatten wird Sie nicht begleiten. Er wird beim Feuer in der Hütte im Dickicht bleiben, wo Sie ihn immer dann, wenn Sie es für nötig halten, besuchen können. Es ist nicht schwierig, den Weg zurück zur Lichtung zu finden, denn das Dickicht ist kein Hindernis mehr für Sie.

Kurzes Innehalten

Jetzt stehen Sie wieder auf der Lichtung bei dem Alten Mann. Das Feuer brennt immer noch hell. In dieser Lichtung gibt es eine Energie, ein Gefühl der Stärke, das sich Ihnen mitteilt. Sie spüren seine Kraft, spüren, wie es sich anfühlt, welche Farbe es für Sie hat und an welchen Stellen in Ihrem Körper es sich konzentriert.

Sie verlassen die Lichtung und nehmen etwas von dieser Energie mit. Sie bringen Sie mit zurück in Ihren Garten. Schreiten Sie voller Zuversicht auf dem Waldweg. Sie haben dem Schattenkrieger ins Gesicht gesehen. Sie haben mit dem Schatten Geschenke ausgetauscht und haben Energie und ein Ziel für Ihr Leben gewonnen. Diese Energie bleibt in Ihrem Garten, bis Sie bereit sind, sie einzusetzen.

Sie gelangen in Ihren Garten und suchen einen Ort, an dem Sie die Energie, die Sie von dem alten Mann erhalten haben, ablegen können. Diese Energie trägt keinen Namen, sie kann nur gefühlt, wahrgenommen werden. Aber Sie können einen Platz in Ihrem Garten aussuchen, an dem Sie sie verwahren.

Kurzes Innehalten

Wenn Sie damit fertig sind, und sobald Sie bereit sind, in das Hier und Jetzt zurückzukehren – gehen Sie durch die Pforte, und wechseln Sie im Nebel Ihre Kleider.

Willkommen.

33

Transformation

Ihre Meditationsführerin: Loryn C. Martin

„Sie wissen und spüren mehr als zuvor,
dass Gott in Ihnen wohnt."

Einführung

Diese Imagination wurde zu einer Zeit meines Lebens geschaffen, als jede Handlung vor verschlossenen Türen zu enden schien. Mir war klar, dass ich intensiv mit mir arbeiten musste, um die Dinge auf einer neuen Ebene wieder in Gang zu bringen. Obwohl ich auf dieser Reise den Begriff „Gott" benutze, kann man ihn ohne Probleme durch „göttliche Präsenz" ersetzen. Diese Meditation kann Ihren ernsthaften Wunsch erfüllen, Gott in aller Fülle zu erfahren und wahrzunehmen. Ich habe sie einmal zwei Stunden lang durchgeführt. Das Ergebnis war eine gewaltige Transformation.

Die Reise

Suchen Sie sich einen bequemen Ort, an dem Sie sich hinlegen können. Atmen Sie langsam und tief, und spüren Sie, wie Sie loslassen und aufgeben. Wenn Sie einatmen, visualisieren Sie, dass Sie Licht einatmen … wenn Sie ausatmen, stellen Sie sich vor, Sie lassen alle Anspannungen und Sorgen los und ergeben sich Licht. Diese Meditation ist eine Meditation der Hingabe an das Licht Gottes, an die Göttliche Präsenz.

Visualisieren Sie Wolken über sich, und spüren Sie den ernsthaften Wunsch in sich, Ihr Leben durch das Licht Gottes verändern zu lassen. Wenn Sie dies tun, lösen sich die Wolken über

Ihnen langsam auf, und das Licht der Großen Zentralen Sonne scheint auf Sie herab. Spüren Sie wieder den Wunsch, dieses Licht möge Sie zu einer höheren Ebene des Seins führen. Spüren Sie, wie das Licht in Sie eindringt, so wie Sie die Wärme der Sonne auf Ihrer Haut spüren. Wenn Sie dieses Licht spüren und sein Leuchten visualisieren, sagen Sie sich selbst immer wieder: „Das Licht Gottes verändert jetzt mein Leben."

Kurzes Innehalten

Fahren Sie mit dieser Visualisierung fort, und spüren Sie, wie dieses Licht Ihr Wesen durchdringt. Sagen Sie sich selbst immer wieder: „Ich öffne mich und erhalte und empfange Transformation durch dieses Licht, durch diese Göttliche Präsenz, in meinem ganzen Wesen und in jedem Bereich meines Lebens, JETZT."

Kurzes Innehalten

Konzentrieren Sie Ihre Aufmerksamkeit jetzt auf die Wahrnehmung des Lichtes in Ihrem Herzen. Spüren Sie dort eine angenehme Wärme, die Ihr ganzes Wesen durchdringt. Sagen Sie zu sich selbst, während Sie dieses Licht spüren: „Ich fühle die Präsenz von Gottes Licht jetzt in meinem Herzen." Sagen Sie sich dies immer wieder selbst, und visualisieren Sie ein helles Licht, das in Ihrem Herzen scheint.

Kurzes Innehalten

Jetzt, da Sie dieses Licht in Ihrem Herzen spüren, denken Sie an all die Menschen in Ihrem Leben, an denen Ihnen etwas liegt und/oder an die Menschen, die krank sind oder in Ihrem Leben mehr Licht benötigen. Spüren Sie, stellen Sie sich vor, wie das Licht sich ausbreitet und sich zu diesen Menschen ausstreckt, und bitten Sie in Ihrem Herzen, dass das Licht Gottes auch deren Leben verändern möge, so wie es Ihr Leben verändert hat.

Das Licht breitet sich jetzt in Ihrem Haus aus, in Ihrer Stadt, Ihrem Bundesland, Ihrem Staat und über die ganze Erde und auf alle Menschen auf diesem Planeten. Bitten Sie noch einmal darum, dass das Licht Gottes alle Wesen zu einer höheren Ebene führen möge.

Konzentrieren Sie sich jetzt auf Ihr erstes Chakra, und stellen Sie sich vor, wie dieses Licht in Ihr Chakra strömt. Sagen Sie zu sich selbst: „Das Licht Gottes führt dieses Chakra jetzt auf eine höhere Daseinsebene." Konzentrieren Sie sich zehn oder mehr Sekunden auf diesen Gedanken.

Kurzes Innehalten

Wiederholen Sie diesen Vorgang mit jedem Ihrer wichtigsten Chakren.

Kurzes Innehalten

Fangen Sie wieder mit dem ersten Chakra an, wiederholen Sie den ganzen Vorgang noch zweimal mit allen sieben Chakren.

Kurzes Innehalten

Sagen Sie zu sich selbst: „Das Licht Gottes verwandelt jetzt jede Ebene meines Seins." Visualisieren Sie gleichzeitig, wie alle sieben Chakren hell erstrahlen …

Kurzes Innehalten

Konzentrieren Sie sich erneut auf Ihr Herz, und denken Sie an all die Dinge, für die Sie in Ihrem Leben dankbar sein müssen. Spüren Sie diese Dankbarkeit in Ihrem Herzen, und sagen Sie zu sich selbst: „Ich bin der Göttlichen Präsenz dankbar für all die guten Dinge in meinem Leben."

Sie spüren immer noch Dankbarkeit in Ihrem Herzen. Sagen Sie zu sich selbst: „Ich bin dem Licht dankbar für die Transformation, die sich in meinem Wesen ereignet hat. Möge es mir erlauben, wahrhaft die volle Präsenz von Liebe und Fülle zu erkennen, die in meinem Leben herrscht."

34

Zweiertreffen

IHR MEDITATIONSFÜHRER: CHRISTOPHER S. RUBEL

„Diese Imagination ist dazu gedacht,
einfacher zu werden und sich mit der
tief im Innern wohnenden Energie zu vereinen."

Einführung

Allzu oft verlieren wir das Wesentliche aus den Augen und „verkomplizieren" Situationen, Dinge, Menschen und Wünsche. Inmitten all dessen, was an uns in diese und in jene Richtung zu zerren scheint, vergessen wir allzu leicht, wer wir im tiefsten Innern sind. Wenn man in der Gegenwart bleibt, wird alles einfach. Liebe und ein Pro-aktives Leben stehen Ihnen zur Verfügung. Ich setze diese Meditation bei Patienten und bei mir selbst ein, um die Kraft dessen, was man projiziert, was man in den persönlichen Schatten verdrängt und was mehr Bedeutung annimmt, als ihm zukommt, zu vermindern. Gegensätze zu vereinen und den Schatten wieder in Besitz zu nehmen sind wesentliche Voraussetzungen, um Ihre Menschlichkeit, Ihre Lebendigkeit zu spüren.

Die Umgebung, in der Sie diese Reise durchführen, sollte so weit wie möglich von Ablenkungen befreit sein. Suchen Sie sich einen Ort, an dem Sie unbefangen sein können. Leute, die Sie beobachten, werden denken, Sie seien die Hälfte eines belegten Brötchens bei einem Picknick. Sie sind womöglich der Ansicht, Sie seien verrückt. Vielleicht glauben Sie das auch, aber es Denken Sie daran, es kommt nur darauf an, was in Ihnen vorgeht. Wenn Sie hierüber in Streit geraten, dann wahrscheinlich aufgrund dessen, was in Ihnen abläuft.

Übung

(Stellen Sie sich hin, mit dem Gesicht nach Norden.) Sie stehen aufrecht und atmen tief: Ihre Knie sind offen, Ihr Rücken ist gerade. Jedes Mal, wenn Sie einatmen, strecken Sie Ihre Arme über den Kopf und langen nach dem Himmel. Jedes Mal, wenn Sie ausatmen, lassen Sie Ihre Arme langsam herabsinken und sie schlaff an Ihrer Seite hängen. Ihre Lungen sind ganz leer. Jedesmal, wenn Sie ausatmen, gehen Sie leicht in die Knie. Nicht so, dass es unbequem wäre, aber so, dass Sie in Ihren Knien beim Beugen eine leichte Spannung verspüren. Wiederholen Sie diesen Vorgang. Atmen Sie ein, und strecken Sie sich dem Himmel entgegen. Wenn Sie ausatmen, lassen Sie Ihre Arme sinken, beugen Sie Ihre Knie, und spüren Sie sich der Erde verbunden. Und wieder dem Himmel entgegen, mit der Erde verbunden, hoch und runter. Wiederholen Sie diesen Vorgang acht oder zwölf Mal, spüren Sie, wie Sie langsam müde werden, wie Sie loslassen wollen. Tun Sie genau das in aller Ruhe.

Die Reise

Lassen Sie sich auf den Boden sinken, auf einen Stuhl oder auf eine Couch. Sie werden zunehmend entspannter und spüren, wie die Anspannung Ihren Körper verlässt und aus Ihren Muskeln strömt – aus all Ihren Muskeln – während Sie einatmen, langsam, und ausatmen, langsam, Ihr Körper bebt und lässt los. Die Muskeln setzen die angesammelte Anspannung frei, Sie bemerken, wie Ihre Muskeln vom vielen Stehen ganz zittrig sind.

Schließen Sie Ihre Augen, und lassen Sie alle Ablenkungen los. Vor Ihnen taucht ein sicherer, schöner Ort (aus der Erinnerung oder imaginär) auf. Materialisieren Sie ihn vor Ihrem geistigen Auge. Seien Sie dort, wo immer das sein mag. Lassen Sie es für Sie real werden. Den Ort selbst, seine Umgebung, die Tageszeit, die Luft, das Leben (tierisches, menschliches und so weiter), das diesen Ort bevölkert. Lassen Sie alles auftauchen und zunehmend real für Sie werden ... eine virtuelle Wirklichkeit. Lassen Sie alle Ablenkungen los, und entziehen Sie sich allen Anregungen. Wie ein Zug, der in weiter Ferne vorüberfährt, ein dürres Ästchen, das auf einem Fluss vorübertreibt, oder Vögel, die am fernen Horizont fliegen, dringen alle Ablenkungen in Ihre Sinne, bewegen sich dann jedoch wieder aus Ihrem Bewusstsein heraus. Sie bleiben immer freier zurück und können sich zunehmend nach innen wenden. Vertiefen Sie diesen Vorgang durch gezielte Meditation.

Malen Sie sich zuerst zu Ihrer Rechten eine sonnige Landschaft in Gelb und Blau aus; als Nächstes zu Ihrer Linken einen dunkleren Ort, einen Sumpf in der Abenddämmerung oder einen Wald mit einer Höhle, die durch die Bäume kaum sichtbar ist. Gehen Sie hin und her, von rechts nach links, und malen Sie sich die Landschaft und ihre Helligkeit aus. Dann stellen Sie sich zu Ihrer Linken den dunklen Sumpf oder den schummrigen Wald vor. Lassen Sie die Bilder immer detailgetreuer werden, während Sie sie betrachten: rechts, links, dann wieder rechts und so weiter.

Richten Sie jetzt Ihr Bewusstsein hinter sich. Werden Sie sich der Hitze bewusst. Stellen Sie sich ein äußerst warmes Feuer vor; die Sonne auf einem heißen Blechdach oder eine Autobahn in der Wüste an einem Nachmittag im August. Spüren Sie die Hitze, die hinter Ihnen ausstrahlt. Die Hitze wird mit der Zeit unerträglich. Richten Sie Ihr Bewusstsein vor sich, wo sich gefrorenes Wasser befindet, schwimmendes Eis oder eine ausgedörrte, gefrorene Tundra. Spüren Sie die Vorderseite Ihres Körpers; achten Sie auf Ihr Gesicht und Ihre Hände, die furchtbar kalt werden. Gestatten Sie Kälte, sich anzusammeln.

Schauen Sie nun nach rechts (hell) auf die sonnige Landschaft; nach links (dunkel) auf den düsteren Sumpf; hinter sich auf die Hitze und vor sich auf die Kälte. Sie werden mit diesem geruhsamen Blickmuster allmählich vertraut: nach rechts (hell), nach links (dunkel), nach hinten (heiß) und nach vorn (kalt). Sie stellen fest, dass Sie das tun können. Lassen Sie sich bei jeder Richtung

Zeit, um die Gefühle und Empfindungen jeder Richtung aufzunehmen. Der innere Osten symbolisiert das Sonnenlicht, die rechte Hirnhälfte und die Aufnahmefähigkeit. Der innere Westen symbolisiert die linke Hirnhälfte, Dunkelheit, Komplexität und Vorahnung und erinnert Sie an die Geheimnisse der Vergangenheit. Vor Ihnen liegt der Norden – Kälte, eine polare und polarisierende Empfindlichkeit. Und hinter Ihnen liegt der Süden mit seiner flimmernden Hitze. Ihnen wird allmählich klar, dass Sie die Mitte sind, das Zentrum, die Konvergenz.

Kurzes Innehalten

Langsam entsteht hoch über Ihnen ein Regenbogen. Er bildet sich aus dem flüssigen Gefühl, das von einem sich drehenden, spirituellen Wasserrad spritzt und dessen Wasser in Kaskaden über Sie hinweg und durch Sie hindurchläuft. Es umströmt Sie, und Sie sind in der Lage, von Gefühl zu Gefühl zu wandern. Stellen Sie sich ein riesiges Wasserrad über sich vor, das langsam seine flüssigen Gefühle über Sie ergießt und Sie darin eintaucht. Jedes Gefühl wäscht Sie hinweg und strömt durch Sie hindurch, und da kommt schon das nächste Gefühl aus dem nächsten Eimer des Wasserrades, spritzt und wäscht über Ihre Nacktheit. Sie werden frei von all dem, was nicht Ihr Wesen ist. Und Sie spüren langsam Ihr Wesen, Ihre Einfachheit.

Das erste Gefühl ist das der Neugier und Verwirrung. Es wäscht über Sie hinweg und durch Sie hindurch. Tauchen Sie hinein; spüren Sie es.

Kurzes Innehalten

Die Flüssigkeit der Angst strömt über Sie hinweg und durch Sie hindurch. Spüren Sie die Angst. Sie wissen, ein anderes Gefühl ist schon unterwegs. Tauchen Sie darin ein. Währenddessen wäscht das nächste Gefühl, das Gefühl des Ärgers, über Sie hinweg und durch Sie hindurch. Tauchen Sie darin ein; spannen Sie Ihren Körper an,

Ihren Kiefer nur ein wenig, spüren Sie die Spannung, die Bereitschaft, zu kämpfen oder zu fliehen. Tauchen Sie ganz darin ein.

Kurzes Innehalten

Das „Rad der Gefühle" dreht sich über Ihnen, spritzt auf Sie herab und durch Sie hindurch. Langsam lassen Sie los, geben frei, entspannen sich. Geben Sie sich dem hin, bis Sie sich leichter und klarer, fast durchscheinend fühlen. Langsam fühlt sich Ihr Körper friedlich und sicher an und frei von den Ketten der Anspannung. Tauchen Sie anmutig und voller Frieden in dieses spirituelle Gefühl ein.

Kurzes Innehalten

Bewegen Sie sich langsam in den Solarplexus. Stellen Sie sich dieses Gebiet Ihres Körpers vor, und sammeln Sie Ihr Bewusstsein dort an, als ob Sie einen Kelch füllen. Der Kelch füllt sich und läuft über von der heilenden Flüssigkeit voll Licht und Gnade. Sie fließt Ihre Wirbelsäule hoch, und Sie spüren in sich eine neue Gegenwart, einen neuen Augenblick. Nichts trennt Sie in diesem Moment. Sie sind eine Einheit, ein neues Kind, eine Ganzheit. Sie nehmen jetzt mehr an der Gegenwart teil. Sie sind jetzt hier, frei von allen Trennungen, allen Gegensätzen, und dieses Bewusstsein der Einheit ist kraftvoll und erfrischend. In Ihrem Bewusstsein gibt es jetzt nichts Kompliziertes mehr. Sie befinden sich näher an Ihrem Wesen, an dem Wissen Ihrer einzigartigen Seelennatur, als Sie das waren. Dies ist der Ort und die Zeit für Heilung, für Klarheit und für einen zentrierten Frieden, der hilft, die Tasche von all den angesammelten Schattenelementen zu leeren. Sie werden jetzt alle aufgesaugt in dieser Ganzheit, die Sie sind. Sie wissen sich jetzt in Ihrer Einfachheit geliebt.

Wenn Sie diesen tiefsten Platz der Einheit von allen Gegensätzen und der Absorption aller Komplikationen Ihres Lebens erreichen, hören Sie ganz plötzlich Ihren Namen.

Kurzes Innehalten

Hören Sie, wie Ihr Name zärtlich gerufen wird, es klingt wie eine Einladung. Sie möchten „Ja" sagen. Ihr Name wird an diesem Ort des Bewusstseins dreimal gerufen. Sie hören Ihren Namen und kehren langsam in diese Gegenwart zurück.

Steigen Sie langsam von diesem tiefen Ort auf, bewegen Sie sich im Tempo der aufsteigenden Luftbläschen, keineswegs schneller. Steigen Sie zehn Faden, neun Faden, acht Faden, sieben Faden, sechs Faden, fünf Faden, vier Faden auf Machen Sie eine Pause. Sie spüren Ihre Stärke, sind sich immer mehr Ihres Körpers und Ihrer Muskeln bewusst. Steigen Sie drei Faden, zwei Faden auf Sie sind jetzt fast an der Oberfläche. Sie fühlen sich voller Energie und vertraut mit dem, was Ihnen zur Verfügung steht, mit den Gelegenheiten, die auf Sie warten. Sie kommen an die Oberfläche und befinden sich an Ihrem sicheren Ort. Sie können jederzeit, wenn Sie es wünschen, hierher zurückkehren, um einfach nur ein- und auszuatmen. Um diesen Ort immer müheloser zu erreichen, müssen Sie nur das Atmen und das Entspannen üben und durch diese Erfahrung Kraft und Effektivität aufbauen.

Danke, dass Sie diese Erfahrung der Einheit geteilt haben. Sie haben sich gut gehalten. Es wird von Mal zu Mal einfacher werden. Sie werden es mit jedem Mal mehr genießen und neue Bilder in jeder Richtung finden, wenn die spirituellen Dimensionen dieser Imagination in Ihnen anwachsen.

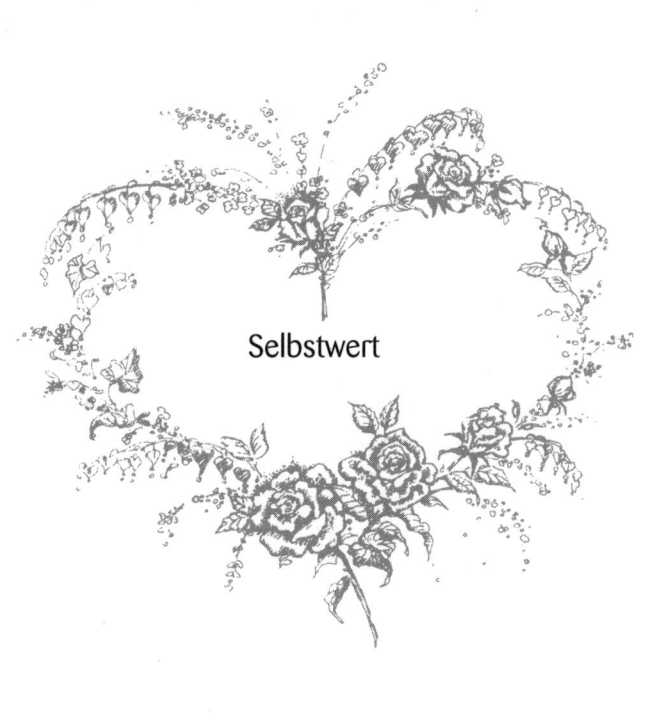

Selbstwert

35

Tiermeditation

Ihre Meditationsführerin: Margot Escott

„Zu den positiven Ergebnissen dieser Imagination
gehört ein höheres Selbstwertgefühl."

Einführung

Meine ersten Lehrer der Visualisierung und der Körperarbeit, insbesondere Ilana Rubenfeld und Moshe Feldenkrais, haben mich zu dieser Reise inspiriert. Unsere, Entfremdung von der natürlichen Welt hat katastrophale Auswirkungen auf alle anderen Lebewesen unseres Planeten zur Folge. Ich glaube, wenn wir uns mit anderen Tieren vereinen, können wir unser Potenzial, wahrhaft spirituelle Wesen in einer materiellen Welt zu sein, vergrößern.

Wenn Sie die Musik der Natur abspielen – die Geräusche des Regenwalds beziehungsweise die eines Strandes oder eine der Golden-Voyage-Aufnahmen – verstärken Sie Ihre Fähigkeit, auf dieser Reise kreative Bilder hervorzurufen. Wenn ich diese Imagination bei Workshops einsetze, bringe ich großes Zeichenpapier und farbige Stifte für die Teilnehmer und Teilnehmerinnen mit und ermutige sie, das auf dieser Reise erlebte aufzuzeichnen, sobald sie wieder ins Wachbewusstsein zurückkehren. Möglicherweise wird Ihnen bewusst, dass die Eigenschaften, die Sie an den Tieren anziehend finden, Eigenschaften sind, die auch Sie besitzen. Wenn Sie diese bestimmten Eigenschaften in sich selbst nicht entdecken, bitten Sie eine enge Freundin um ihre Sicht – Sie könnten eine Überraschung erleben. Andere Menschen sehen uns häufig völlig anders als wir selbst. Wenn Sie die positiven

Eigenschaften Ihres Tieres identifizieren, haben Sie Eigenschaften von sich selbst gewählt, auch wenn Sie einige davon selbst noch nicht erkennen können.

Diese Imagination kann man auch mit Kindern oder im Familienkreis durchführen.

Die Reise

Entspannen Sie sich und nehmen Sie einige tiefe Atemzüge mit dem Bauch. Wenn Sie einatmen, sagen Sie zu sich selbst: „Ich bin." Wenn Sie ausatmen, sagen Sie: „In Frieden. Wiederholen Sie dieses Mantra bei den nächsten Atemzügen ... Atmen Sie dann locker und natürlich.

Genehmigen Sie Ihrem Wachbewusstsein, das voller Gedanken und Pläne ist, einen Urlaub. Lassen Sie Ihr Unterbewusstsein das Steuer übernehmen. Das Unterbewusstsein ist das Reservoir unseres gesamten Wissens und der Teil, der uns mit jedem Lebewesen dieses Planeten verbindet.

Sie driften tiefer in einen angenehmen Zustand der Entspannung. Lassen Sie alle Gedanken los, die nicht Frieden und Gelassenheit ausstrahlen.

Sie sehen sich an einem herrlichen Ort in der Natur. Das kann ein beliebiger Ort sein, an dem Sie sich angenehm und sicher fühlen. Wenn Sie durch diesen Ort gehen, fühlen Sie sich eins mit Ihrem Körper und dem Universum. Sie bemerken, dass Sie mühelos und leicht durch diese Landschaft schreiten. Erforschen Sie diesen Ort mit all Ihren Sinnen. Untersuchen Sie die Beschaffenheit des Blätterwerks, und achten Sie auf die Farben der Pflanzen und Blumen. Wenn Sie sich in Wassernähe befinden, welche Farbe hat das Wasser? Seien Sie sich aller Muster bewusst, die an diesem besonderen Ort für Sie zur Schau gestellt werden. Da dies Ihre persönliche Reise ist, können Sie alles kombinieren, was Sie an Ihren Lieblingsorten schätzen, Orte, die Sie wirklich besucht haben, aber auch imaginäre Orte, die Sie nur auf Fotos gesehen haben oder über die Sie gelesen haben. Seien Sie sich der unterschiedlichen Strukturen um Sie herum bewusst. Fühlen Sie die Objekte, sind Sie glatt oder rau? ... Setzen Sie alle Sinne ein. Spüren Sie die Brise, die sanft Ihren Körper umhüllt.

Jetzt hören Sie in der Ferne das Geräusch vieler verschiedener Tiere. Sie sehen, dass Sie sich in einem Garten mit allen möglichen Lebewesen befinden – alle Arten von Tieren, die Sie sich vorstellen können, sind hier. Da dies ein besonderer, ein magischer Ort ist, sind alle diese Tiere vollkommen harmlos und freundlich Ihnen gegenüber. Sie können alle diese Tiere berühren und sich ihrer unterschiedlichen Körperoberflächen bewusst werden. Welche Gefühle entwickeln Sie, wenn Sie diese besonderen Tiere berühren, im Arm halten, bei ihnen sind? Seien Sie sich des wunderbaren Geruchs dieser Tiere bewusst – tauchen Sie mit allen Ihren Sinnen in diese Szene ein.

Sie bemerken, dass Sie von einem bestimmten Tier ganz besonders angezogen werden. Wenn es ein kleines Tier ist, nehmen Sie es in die Hand. Wenn es ein großes Tier ist, können Sie darauf reiten. Sie wissen, dass dieses Tier harmlos ist. Erforschen Sie jetzt die Welt in Begleitung dieses Tieres. Achten Sie darauf, wie dieses Tier die Welt sieht – sehen Sie sie mit seinen Augen. Während Sie Ihre Zeit mit diesem Tier verbringen – rennend, fliegend, schwimmend, hüpfend – seien Sie sich des Wesens Ihres Tieres bewusst. Welche Eigenschaften ziehen Sie an diesem Tier an? Was macht dieses Tier für Sie so besonders? Verbringen Sie die folgenden Momente wahrhaft mit dieser Kreatur.

Kurzes Innehalten

Sie sind bereit, diesen Ort und Ihren besonderen Freund zu Sie wissen, dass Sie jederzeit zurückkehren können. Schließen Sie einfach Ihre Augen, nehmen Sie einige entspannende Atemzüge, und lassen Sie sich von Ihrer Imagination an Ihren besonderen Ort führen.

36

Garten des Herzens

IHRE MEDITATIONSFÜHRERIN: NANCY ALEXANDRE

„Heilen Sie den Schmerz Ihrer Gefühle wie zum Beispiel
Einsamkeit, Selbstzweifel und Zurückweisung."

Einführung

Diese Imagination kann zur Heilung alter Wunden, die durch die Eltern zugefügt wurden, eingesetzt werden, aber auch bei verletzten Gefühlen neueren Datums. Sie hilft dem Hörer, den Schmerz zu akzeptieren, und lehrt Möglichkeiten, ihn zu verarbeiten. Sie schafft auch wichtige Gefühle der Sicherheit und löst die Gefühle der Isolation und der Einsamkeit auf: die häufig mit schmerzlichen Situationen verbunden werden.

Die Reise

Setzen Sie sich oder legen Sie sich einer entspannten und bequemen Position hin. Schließen Sie Ihre Augen, und atmen Sie langsam und tief aus dem Bauch heraus. Mit jedem Atemzug werden Sie entspannter. Ihr Atem wird lockerer und natürlicher, und Sie sind im Einklang mit dem Rhythmus des Universums.

Kurzes Innehalten

Stellen Sie sich vor, Sie laufen auf einem Pfad durch einen Wald voll üppiger Vegetation. Die umgebenden Bäume vermitteln Ihnen ein Gefühl der Sicherheit und des Friedens. Obwohl Sie wissen, dass Sie ein Ziel haben, sind Sie genau da, wo Sie sein sollen.

Wenn Sie einatmen, atmen Sie tief den Geruch des Holzes ein. Sie fühlen sich lebendig und wohl und spüren das Rascheln der Zweige und Blätter unter Ihren Füßen. Sie lauschen den Geräuschen des Waldes: Eichhörnchen rascheln, Vögel singen, Bienen summen, kleine, pelzige Tiere schnattern, und Sie werden eins mit allem. Sie gehören an diesen Ort.

Kurzes Innehalten

Versteckt und verborgen hinter einer Baumgruppe entdecken Sie eine Tür. Sie wissen, diese Tür ist nur für Sie da. Sie nähern sich der Tür, öffnen sie und sehen eine Treppe, die nach unten führt. Sie gehen die Stufen hinunter, und mit jeder Stufe werden Sie entspannter.

Kurzes Innehalten

Am Fuß der Treppe ist eine Öffnung, die in einen Garten führt, Ihren Garten. Nehmen Sie sich jetzt die Zeit, im Türrahmen zu stehen und die Pracht Ihres ganz besonderen Gartens zu genießen.

Kurzes Innehalten

Auf einer Bank mitten in Ihrem Garten warten ein Mann und eine Frau auf Sie. Sie sind ewig jung und schön, vollkommen in ihrem unendlichen Wissen und ihrer liebevollen Güte. Die beiden sind Ihre universellen Eltern. Die Mutter und der Vater sind hier, um Ihre Fragen zu beantworten, Ihre Sorgen und Tränen anzuhören, Sie zu halten, wenn Sie einsam sind, und Ihren Schmerz mit Ihnen zu teilen. Ihre Liebe, ihr Mitgefühl und ihre Unterstützung helfen Ihnen, mit diesen schmerzvollen Gefühlen fertig zu werden.

Setzen Sie sich vor den beiden auf die Erde, legen Sie Ihren Kopf in den Schoß Ihrer Mutter und empfangen Sie ihre aufbauende Liebe Zärtlichkeit. Für Ihre Eltern sind Sie das reine und unendliche Gute. Sie sind nicht hier, um über Sie zu urteilen, sondern um Sie zu lieben. Ihre Eltern sind zärtlich und gütig und warm und gehen liebevoll mit Ihren Gefühlen um. Sie sind der wichtigste Mensch in ihrem Leben. Ihre Eltern sind hier, um Sie zu trösten und Sie zu führen. Stellen Sie alle Fragen, die Sie stellen wollen. Sie wissen, die Antworten, die Sie erhalten, werden zu Ihrer Heilung beitragen.

Kurzes Innehalten

Wenn Sie dazu bereit sind, kehren Sie langsam in die Gegenwart, in diesen Raum zurück. Seien Sie sich Ihres Atems bewusst. Öffnen Sie Ihre Augen für die Gegenwart, spüren Sie immer noch das Gefühl des Friedens und der Liebe, das Sie in Ihrem Garten aufgetankt haben.

37
Bereicherung des Selbstwertgefühls

İHR MEDITATIONSFÜHRER: RODNEY L. GOULET

„Für all jene, die sich Ihrer Herkunft, Ihres Selbstwertgefühls und dem Sinn Ihres Lebens nicht sicher sind."

Einführung

Diese Meditation beruht auf den Lehren von *„Ein Kurs in Wundern"* [1], herausgegeben von der Foundation for Inner Peace in Tiburon, Kalifornien.

Sie werden gleich eine sehr angenehme Erfahrung machen. Nehmen Sie eine bequeme Haltung ein. Sie können sich hinsetzen oder hinlegen, was Ihnen lieber ist. Die einzige Bedingung: Nichts darf Sie einengen ... entspannen Sie alle Ihre Muskeln.

Die Reise

Nehmen Sie einen tiefen Atemzug ... halten Sie jetzt die Luft an ... eins, zwei ... lassen Sie die Luft jetzt heraus ... ganz heraus ... lassen Sie die ganze Luft heraus. Nehmen Sie noch einen tiefen Atemzug ... halten Sie den Atem an ... eins, zwei, drei ... lassen Sie ihn jetzt heraus ... ganz heraus ... lassen Sie die ganze Luft heraus ... alles ganz heraus. Nehmen Sie noch einen Atemzug ... halten Sie die Luft an ... eins, zwei, drei, vier ... lassen Sie die Luft jetzt heraus ... ganz heraus ... alles ganz heraus ... die ganze Luft ... alles ... alles ... Jetzt entspannen Sie sich einfach Sie schweben, hören in weiter Ferne ein leises

---

[1] „Ein Kurs in Wundern", Greuthof Verlag, Freiburg im Breisgau

Geräusch ... Sie kommen näher, immer näher, Sie hören das Geräusch des Ozeans, Sie hören jetzt das friedliche ... ruhige ... gelassene Geräusch des Ozeans. Die Wellen bewegen sich ... auf den Strand zu ... Stellen Sie sich eine entspannende Welle vor ... die sich jetzt durch Sie hindurch bewegt ... sie entspannt ... und beruhigt ... jeden Muskel und jeden Nerv Ihres Körpers. Sie atmen ... jetzt ganz locker ... Ihr Körper hat all den Raum, den er braucht, um sich zu entspannen und loszulassen, während er sich jetzt an einen ruhigen, inneren Ort begibt ... diesen stillen Ort in Ihrem Innern ... Sie erleben „den Ort, an dem die leise, stille Stimme wohnt".

Die Wellen schwappen an den Strand eine Welle der Entspannung kriecht langsam Ihre Beine hoch durch Ihre Schenkel ... Ihren Bauch ... lassen Sie einfach los, entspannen Sie sich, und genießen Sie es. Die Welle kriecht höher ... höher ... und immer höher durch Ihren Körper ... und entspannt alle Muskeln und Nerven ... Lassen Sie los ... entspannen Sie alle Ihre Muskeln ...

Stellen Sie sich jetzt die Wellen vor ... wie Sie auf den Strand schlagen ... die Brandung befreit die Energie des Ozeans ... immer wenn eine Welle den Strand erreicht und daran zerschellt ... spüren Sie, wie Energie und Anspannung von Ihrem Körper freigesetzt werden ... Lassen Sie jetzt los ... und spüren Sie, wie Ihr Körper und Ihr Geist sich mit Frieden füllen.

Sie hören die Schreie der vorbeifliegenden Möwen ... die Vögel gleiten und schweben mühelos ... und steigen in der Ferne auf ... während Sie mühelos in eine tiefe Entspannung sinken ... Sie fühlen sich jetzt voller Frieden.

Ihre Gedanken driften langsam ab ... langsam ... ganz langsam ... Sie treiben sie sanft fort ... treiben Sie sanft fort ... während Sie auf die Geräusche des Ozeans hören ... Sie sind ganz entspannt ... Ihr Körper schwebt mühelos, während Sie auf die Geräusche des Ozeans hören, leise ... schwebend ... mühelos ... Ihr Körper scheint schwerelos ... er schwebt einfach ... Ihre Gedanken driften davon ... wie auch die Möwen einfach vorbeifliegen ... und langsam Ihrem Blick entschwinden ... sie sind aus Ihrem Bewusstsein verschwunden.

Sie befinden sich jetzt an diesem Ort ... diesem friedlichen ... ruhigen ... Ort, an dem Sie eine leise, ruhige Stimme hören ... leise, friedlich ... fleht die Stimme Sie an zuzuhören ... jetzt zuzuhören ... auf seine Stimme zu hören ... diese liebevolle Stimme ... Die Stimme spricht zu Ihnen ... diese liebevolle Stimme flüstert Ihnen zu ... hören Sie auf die Gedanken ... die Sie lieben ... die Sie Liebe lehren.

Sie hören die folgenden Worte: „Du bist gut, du bist die Manifestation Meiner göttlichen Liebe auf diesem Planeten. Ich habe dich in diese Zeit gebracht, um zu lieben, um geliebt zu werden, um andere Menschen die Liebe zu lehren. Ich kann nur Vollkommenheit erschaffen, daher bist du so, wie du bist, vollkommen. Mehr musst du nicht wissen, um die Erfahrung deines Geburtsrechts, der Ganzheit, zu machen. Du bis ein Teil von Mir; du warst niemals von Mir getrennt. Deine Zukunft ist sichergestellt. Dir fehlt nichts; du bist so, wie du bist, vollständig, und du brauchst niemanden außer Mir. Wenn du wissen willst, welchem Pfad du folgen sollst, kehre zu dieser Stille zurück und lausche. Ich werde dir den Weg zeigen. Ruhe dich jetzt aus. Sei versichert, dass du genau so, wie du bist, vollkommen bist. Liebe dich selbst, liebe andere, lehre die Liebe."

Sie kehren jetzt langsam ... mühelos ... weich ... in das Bewusstsein dieses Zimmers zurück ... Sie öffnen Ihre Augen ... Sie fühlen sich ... wunderbar ... ausgeruht ... entspannt ... bewegen Sie Ihre Arme ... strecken Sie sich ... nehmen Sie einen tiefen Atemzug ... und lassen Sie langsam alles los.

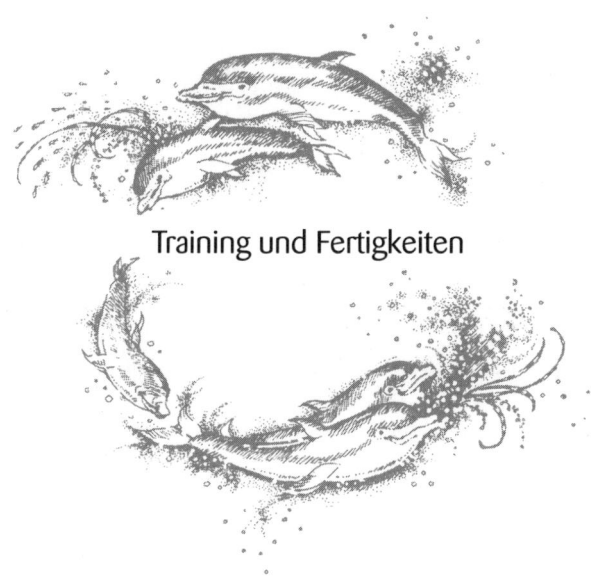

Training und Fertigkeiten

38
Selbsthypnose in 30 Sekunden

Ihr Meditationsführer: Dr. Roger Bernhardt

Einführung

Wiederholen Sie die folgende Übung so oft, wie Sie wollen, einmal täglich oder alle zwei Stunden.

Die Reise

Machen Sie es sich so bequem wie möglich. Ihre Füße sollten nicht überkreuzt sein, sondern mit wenigen Zentimetern Abstand nebeneinanderstehen. Ihre Arme sollten untätig ruhen.

Rollen Sie Ihre Augen nach oben, in Richtung auf Ihre Augenbrauen. So hoch, wie Sie nur können. Versuchen Sie, Ihren Scheitel zu sehen. Während Ihre Augen immer noch nach oben blicken, schließen Sie langsam Ihre Augenlider und nehmen gleichzeitig einen tiefen Atemzug. Atmen Sie aus. Entspannen Sie Ihre Augen. Lassen Sie Ihren Körper zu Boden gleiten.

Das ist ein äußerst angenehmes Gefühl. Genießen Sie diesen angenehmen Zustand. Stellen Sie sich vor Ihrem geistigen Auge vor, wie Sie sich an einem Ort befinden, an dem Sie einmal gewesen sind oder zu dem Sie gern einmal reisen würden. Ein Ort, an dem Sie völlig ungehemmt und in Frieden mit sich und der Welt sein können.

Während Sie sich vorstellen, wie Sie sich an diesem angenehmen Ort Ihrer Wahl befinden, gleiten Sie immer weiter nach unten. Ihr Körper ist jetzt beinahe von Ihnen getrennt. Sie können ihn liegen lassen und sich sanft von ihm trennen. Sie können

Ihrem Körper jetzt Anweisungen erteilen, wie er Ihrer Meinung nach leben sollte.

Fügen Sie in die nachfolgende Lücke den Gedanken, das Gefühl oder die Handlung ein, die Sie überwinden wollen, zum Beispiel traurige Gedanken, Angst, Wut, Rauchen, Schlaflosigkeit ... dann sagen Sie zu sich selbst:

„Für meinen Körper, nicht für mich, aber für meinen Körper, ist _____ ein Gift ... ich will, dass mein Körper lebt ... In dem Maße, wie ich leben will, werde ich meinen Körper schützen."

Stellen Sie sich selbst so vor, wie Sie gern wären: stark, zuversichtlich, selbstsicher, ungezwungen im Umgang mit sich und der Welt. Sie fühlen sich ruhig, angenehm und voller Selbstzufriedenheit darüber, dass Sie der Herr über Ihren Körper sind, anstatt umgekehrt.

Sie sind jetzt bereit, aus Ihrer Selbsthypnose aufzutauchen. Dafür zählen Sie still rückwärts von drei bis eins: Drei. Machen Sie sich bereit. Zwei: Rollen Sie Ihre Augen mit geschlossenen Lidern nach oben. Eins. Ihre Augenlider gleiten langsam auf: Ballen Sie jetzt Ihre Hände zu Fäusten, dann strecken Sie Ihre Finger, und gähnen Sie gleichzeitig.

39

Bettnässen

IHRE FÜHRER: LARRY UND LUCAS MOEN

„Ich habe diese Imagination mit meinem Sohn durchgeführt und erstaunliche Ergebnisse erzielt."

Einführung

Der Erfolg dieser gezielten Imagination beruht teilweise auf der Sprache. Häufig sind sich die Eltern oder die Erziehungsberechtigten zwar der Bedeutung positiver Streicheleinheiten bewusst, setzen Sie aber nicht immer ein. Das Kind hat ein Anrecht darauf: diese Worte zu hören, auch wenn sie Ihnen nicht immer leicht fallen. Außerdem erzielen Sie damit beachtliche Erfolge aufgrund der individuellen Aufmerksamkeit, die Sie Ihrem Kind schenken. Sie konzentrieren sich einhundertprozentig auf Ihr Kind, und das allein besagt schon, dass Sie es lieben, sich um Ihr Kind sorgen und bereit sind, ihm durch schwierige Zeiten zu helfen.

Über drei Millionen Kinder sind Bettnässer. Wenn die Kinder allerdings älter als vier sind, sollte man eine mögliche Störung ins Auge fassen. Mangelndes Selbstwertgefühl, Scham, Schuldgefühle oder Verlegenheit sind Gefühle, die häufig mit Bettnässen in Verbindung gebracht werden. Obwohl die Kinder normalerweise bis zur Pubertät aus dieser Störung herauswachsen, kann dies meiner Meinung nach durch Anwendung der folgenden Imagination beschleunigt werden.

Wir empfehlen Ihnen, diese Reise vorzulesen, nachdem das Kind zum Schlafengehen vorbereitet wurde, nachdem das Gesicht gewaschen wurde, die Zähne geputzt, die Blase geleert, eine gute Nacht gewünscht ist und alle gemütlich im Bett liegen.

Die Reise

Lege dich flach auf den Rücken, deine Arme und Beine liegen parallel zum Körper; lege deine Arme neben deinen Körper, schließe deine Augen und entspanne deinen ganzen Körper. Stell dir ein Spaceshuttle beim Start vor. Wenn das Raumschiff startet, bist du völlig entspannt. Atme ganz tief ein; sechs … fünf … atme aus … vier … drei … atme ein … zwei … eins … Und da hebt es ab! Du bist ein entspanntes kleines Fantasiegeschöpf.

Stelle dir eine Kinoleinwand vor – eine große, weiße Leinwand. Auf dieser Leinwand siehst du dich selbst, wie du gerade jetzt im Bett liegst. Achte auf jede Einzelheit an dir selbst und an deinem Bett. Schau deinen Schlafanzug an: Er ist völlig trocken. Sieh ganz deutlich den trockenen Kissenbezug, die trockenen Laken und die trockene Decke. Schau, wie trocken alles ist, und achte darauf: wie warm und gemütlich du es hast.

Jetzt stelle dir vor, wie du in die Zukunft reist und die ganze Nacht durchschläfst. Du wachst morgen früh auf und bist genauso entspannt wie jetzt, genauso angenommen, genauso geliebt und genauso trocken. Du hast das Bett nicht nass gemacht. Du bist genauso trocken wie jetzt. Deine Laken, der Kissenbezug und dein Schlafanzug sind trocken. Du hast einen wunderbar entspannten Gesichtsausdruck. Du freust dich sehr über deinen Erfolg, über die trockene Nacht. Du bist jetzt viel reifer.

Die Menschen in anderen Teilen des Hauses wissen, dass du eine trockene Nacht verbracht hast, und kommen glücklich in dein Zimmer. Fünfzehn Menschen, die du kennst, stehen um dein Bett herum. Und es kommen noch mehr. Jetzt stehen dreißig Menschen in Zweierreihen da. Sie lächeln dich alle stolz an, denn du hast eine wunderbare, völlig trockene Nacht schlafend verbracht. Noch mal dreißig Leute drängen sich durch die Tür.

Jetzt befinden sich sechzig Menschen in deinem Zimmer – einige stehen auf ihren Zehen, damit sie einen Blick von dir erhaschen können. Jetzt legen zwei Erwachsene vorsichtig ihre Hände unter dich, heben dich vom Bett hoch und setzen dich auf ihre Schultern. Ihr drängt euch durch die Menge. Da merkst du, dass das ganze Haus voller Leute ist und alle feiern. Eine Frau hält euch an und setzt dir einen ulkigen Papphut auf den Draußen stehen noch mehr Menschen und schauen durch die Fenster herein; sie pressen ihre Nasen gegen das Glas, nur um dich zu sehen.

Du bist ein ganz besonderer Mensch und hast das tolle Ziel erreicht, trocken zu bleiben. Die Haustür wird aufgestoßen, und du siehst auf dem Bürgersteig eine Menschenmenge, die johlt, springt und dir zuwinkt. Hunderte von Zuschauern sind da, um dich zu begrüßen. Drei Feuerwehrautos mit heulender Sirene und flackernden Lichtern, ein großer Zementlastwagen, ein Traktor, der einen Anhänger voller Schokoladenriegel zieht; Mädchen, furchtbar viele Mädchen, und furchtbar viele Jungs, Geld fliegt durch die Luft, überall hin, die Mannschaft von Bayern München ist da und jedes einzelne Mitglied des Frankfurter SC. Es gibt unheimlich viele Tiere, Kamele, Mäuse, Ratten, Hunde, Katzen, Vögel, Löwen, Tiger, Schlangen, Biber, Tauben, Schnabeltiere, Schimpansen, Elefanten, Zebras, Störche, Silberreiher, Flamingos, Pinguine und Krokodile. Die Schlafzimmermonster, die du am meisten fürchtest, umarmen sich, lächeln und tanzen. Ferraris und Lamborghinis sind dein, wenn du willst. Ein Feuerwerk schießt in alle Richtungen. Die Menge trägt dich zu einem riesigen trockenen Bett auf einem blauen Wagen, der von zwei Kobolden angeschoben wird. Ein hydraulischer Lift hebt das Bett 30 Meter hoch, und die Parade geht weiter. Tausende von Zuschauern quetschen sich schon mit Luftballons und Musik, kostenloser Limonade und Popcorn auf der Straße. Alles ist kostenlos.

Die Menge ist vor Freude überwältigt und ruft: „Hoch lebe der König der Trockenheit, der König der Trockenen, der wunderbare König Trockenheit." Die Parade dauert 29 Stunden und endet zu Beginn der dreißigsten Stunde. Du zeigst jedem, wie lieb du bist, indem du ihm für sein Kommen dankst. Hinterher räumen alle auf und machen sauber, nur du nicht. Du wirst wieder auf die Straße heruntergelassen und darfst nach Hause und ins Bett gehen.

Wenn du aufwachst und das Bett ist nass, dann ist das in Ordnung. Wir machen alle Fehler, und du hast zweifelsohne das Recht, entweder trocken oder nass aufzuwachen; das liegt ganz bei dir.

Du bist in der Lage, eine ganze Nacht lang leicht zu schlafen, trocken und sicher. Tiefer, schwerer Schlaf ist gar nicht notwendig, denn du hast keine Angst mehr. Du bist gesund, liebevoll, und du wirst geliebt. Trocken aufzuwachen wird deine Wirklichkeit sein. Du hast ein überschäumendes Selbstvertrauen, und du bist furchtlos, wenn du nachts schläfst. Du bist stark und sicher. Auch deine Umgebung vermittelt dir Sicherheit. Dein Bett ist sicher, was unter deinem Bett ist, ist auch sicher, die Möbel, der Raum selbst, der Schrank und alles, was darin ist, und auch alles außerhalb deines Zimmers ist sicher. Auch alles im übrigen Haus und draußen, das Dach, alles in der gesamten Nachbarschaft ist sicher.

Du darfst jetzt schlafen. Du weißt, dass du morgen früh trocken und angenehm aufwachen wirst, gerade so wie jetzt. Dir wird klar, dass deine Mutter dich liebt, dass dein Vater dich liebt, dass dich alle, mit denen du Kontakt hast, lieben. Also lass dich jetzt ins Traumland tragen, und wache morgen früh erfrischt und trocken auf. Du weißt, dass ich dich auch liebe.

40
Bilderfluss

Ihr Meditationsführer: Tom Kenyon

„Die Forschung zeigt, dass der Bilderfluss die analytischen Fähigkeiten und andere Intelligenzfaktoren vergrößern kann."

Einführung

In dieser Übung werden Sie etwas einsetzen, was man den „inneren Zeugen" nennt. Dieser innere Zeuge ist eine Funktion des höheren Großhirnrindenzentrums in Ihrem Gehirn. Der „Zeuge" macht Ihnen bewusst, dass Sie ein Ereignis erleben, und nicht einfach nur ein Ereignis erleben, sondern sich auch des Erlebens bewusst sind.

Vielleicht scheint es anfangs etwas merkwürdig, Ihre Erlebnisse laut zu beschreiben, aber der Vorgang des Beschreibens in dieser Übung erhöht Ihre Intelligenz. Die Bandaufnahme wird völlig unterschiedliche Erfahrungen hervorrufen, Fantasievorstellungen, visuelle Bilder, körperliche Empfindungen, Erinnerungen und so weiter. Normalerweise beschreiben wir diese Dinge nicht. Aber durch das Beschreiben jeder Einzelheit Ihrer inneren Erfahrung werden Sie zwischen dem Sprachteil Ihres Gehirns und anderen Bereichen Brücken schlagen. Diese Brücken ermöglichen eine Verstärkung sowohl Ihrer verbalen Fähigkeiten als auch Ihrer Intelligenz.

Durch Musik kann dieser Vorgang gewaltig erleichtert werden. Sowohl New-Age-Kompositionen als auch barocke Largo-Sätze sind hier hilfreich. Spielen Sie die Musik leise im um Eindrücke hervorzurufen, die dann wiederum verbalisiert werden können.

Übung

Setzen Sie sich mit geschlossenen Augen bequem hin. Sie werden diesen Vorgang mit etwas beginnen, was man „Atmen auf Ebene Eins" nennt. Dieser Atemvorgang „verlangsamt" Ihre Gehirnströme und erhöht gleichzeitig die mentale Imagination.

Atmen auf Ebene Eins

1. Atmen Sie solange ein, bis Sie bis acht gezählt haben (jede Zahl währt etwa eine Sekunde)
2. Halten Sie Ihren Atem genauso lange an
3. Atmen Sie solange aus, bis Sie bis acht gezählt haben
4. Halten Sie den Atem genauso lange an
5. Wiederholen Sie diesen Vorgang noch siebenmal (insgesamt 8 Durchläufe)

Die Reise

Beschreiben Sie eine Minute lang in allen Einzelheiten die subtilsten Eindrücke, seien es visuelle Bilder, Gefühle, Empfindungen, Erinnerungen oder Fantasievorstellungen. Je detaillierter Ihre Beschreibung, desto effektiver ist dieser Prozess. Wenn Sie das Gefühl haben, absolut nichts zu erfahren, dann beschreiben Sie dieses „Nichts" in allen Einzelheiten. Das wird schließlich irgendeine Art von Eindruck öffnen, den Sie daraufhin beschreiben können. Es ist die verbale Beschreibung in Ihrem Kopf: die diese Technik funktionieren lässt. Einige Menschen sind der Ansicht, dass das Sprechen in ein imaginäres Aufnahmegerät hilft.

Die Technik des Bilderflusses wurde von Dr. Win Wenger entwickelt, um bestimmte Intelligenzfaktoren, so beispielsweise verbale und analytische Fähigkeiten, aber auch die Kreativität beträchtlich zu erhöhen.

41

Ein friedlicher Arbeitsplatz

IHRE MEDITATIONSFÜHRERIN: MARJORIE MICHAEL MUNLY

„Sie können positive Assoziationen hinsichtlich Ihrer Arbeit und Ihres Arbeitsplatzes erschaffen."

Einführung

Diese Meditation wurde durch meine Erkenntnis inspiriert, dass den Menschen häufig positive Assoziationen hinsichtlich ihrer beruflichen Tätigkeit und ihres Arbeitsplatzes fehlen. Sie fühlen sich oftmals unter Druck gesetzt, übermäßig belastet und nicht länger in Einklang mit ihren Herzenswünschen. Mit dieser Imagination können Sie eine friedliche Assoziation hinsichtlich Ihres Arbeitsplatzes erschaffen und die Möglichkeiten bezüglich Ihrer Arbeitserlebnisse beleben. Diese Visualisierung sollten Sie zwei Wochen lang jeden Abend vor dem Schlafengehen durchführen. Danach können Sie sie allmählich auslaufen lassen, da sich Ihre Auffassung von Ihrer Arbeit verändert haben wird. Es ist auch nützlich, Ihre während dieser Imagination an die Oberfläche dringenden Erfahrungen aufzuzeichnen.

Die Reise

Beginnen Sie wie üblich, indem Sie eine bequeme Haltung einnehmen. Atmen Sie mehrmals tief durch, atmen Sie durch die Nase ein und durch den Mund aus.

Jetzt lassen Sie Ihre Aufmerksamkeit zu jedem Bereich Ihres Körpers wandern. Fangen Sie mit Ihren Füßen an. Spüren Sie, wie alle Knochen, Muskeln und Gelenke schwer werden. Ihr

Geist und Ihr Körper lassen mühelos alle Anstrengung und alle Anspannung los.

Kurzes Innehalten

Es ist früher Morgen. Sie schauen aus dem Fenster und sehen einen vollkommen blauen Himmel. Die leichte Brise wird vom Gesang der Vögel untermalt. Sie haben das intensive Gefühl, dass dies heute ein erfrischender und erhebender Tag sein wird – vielleicht sogar ein magischer Tag.

Völlig entspannt und in aller Ruhe machen Sie sich zur Arbeit fertig. Was für eine Freude, reichlich Zeit zu haben, um sich auf die Arbeit vorzubereiten! Es ist ein derart gutes Gefühl, sich zu entspannen. Mühelos bringen Sie die Anfahrt zur Arbeit hinter sich. Der Verkehr ist flüssig, und Sie fahren in einer grünen Welle. Sowohl die Fußgänger als auch die Autofahrer sehen glücklich aus. Das Lächeln kommt ganz automatisch. Sie betreten Ihren Arbeitsplatz und spüren eine Woge des Wohlbehagens. Sie empfinden ganz deutlich ein Gefühl der Wärme, der Harmonie und des Vergnügens. Ihre Kollegen und Kolleginnen begrüßen Sie offen und sind nur allzu gern bereit, Sie zu unterstützen. Alle sind positiv und voller Energie. Ihr Arbeitsplatz selbst sieht irgendwie verändert aus, sehr schön. Ihnen fällt ein, dass er in der vergangenen Woche nach Ihren Wünschen neu gestaltet wurde. Alles ist jetzt vollständig ... Was wollten Sie doch gleich? ... Mehr Platz? ... Ihre Lieblingsbilder an der Wand? ... Einen neuen Teppich? ... Schöne Pflanzen? ... Ein Oberlicht? ... Nur der Himmel ist Ihre Grenze. Setzen Sie Ihre Imagination ein.

Kurzes Innehalten

Es ist Mittagspause. Sie sind überrascht, als ein enger Freund Ihnen Ihren Lieblingsimbiss vorbeibringt – zusammen mit einem Blumenstrauß. Sie genießen den Imbiss gemeinsam auf dem Rasen vor Ihrer Arbeitsstätte. Ist Ihnen schon einmal die herrlich gestaltete Parklandschaft aufgefallen?

Kurzes Innehalten

Ihr Nachmittag verläuft ebenso angenehm. Ein tiefes Gefühl der Freude und der Erfüllung entspringt all Ihren Aufgaben und Ihrer Zusammenarbeit mit anderen zugrunde. Die Zeit vergeht wie im Fluge. Ehe Sie sich versehen, ist es schon Zeit zu gehen. Sie fühlen sich immer noch federleicht und voller Energie. Auf dem Weg nach Hause kommt Ihnen der Gedanke: „Könnte der morgige Tag ebenso gut werden?" Sie kennen die Antwort: ja! Die Fülle an Frieden, Freude und Schönheit, die Sie heute erlebt haben, sind nur Reflektionen Ihres wahren Wesens.

42
Entwicklung der Visualisierung

IHR MEDITATIONSFÜHRER: TOM KENYON

„Die Fähigkeit der Visualisierung zu entwickeln
ist ein sehr erfüllendes Erlebnis.
Es vertieft und bereichert die eigene innere Welt."

Einführung

Die Forschung zeigt, dass alle Menschen (außer den Blinden) visuelle Informationen verarbeiten, ob sie Zugang zu inneren, visuellen Bildern haben oder nicht. Bei vielen Menschen werden diese Informationen auch bewusst verarbeitet. Das sind die „guten Visualisierer". Sie können „vor ihrem geistigen Auge" wirkliche oder imaginäre Dinge und Szenen „sehen". Fortgeschrittene in der Kunst des Visualisierens können tatsächlich ein imaginäres Objekt im Raum drehen und dadurch Aspekte „sehen", die dem Frontalblick verborgen waren. Der berühmte Wissenschaftler Nikolai Tesla besaß diese bemerkenswerte Fähigkeit.

Beinahe jeder Mensch kann seine Fähigkeit zur Visualisierung entwickeln und/oder erhöhen. Denken Sie daran, dass Sie bereits visualisieren. Es ist Ihnen vielleicht einfach noch nicht klar, oder Sie haben keinen bewussten Zugang zu dieser Fähigkeit.

Die nachfolgende Reise wird, wenn Sie sie gewissenhaft beschreiben, Ihre Fähigkeit der Visualisierung entwickeln. Sollten Sie bereits visualisieren, wird es Ihre Fähigkeiten enorm vergrößern.

Im Idealfall sollte diese Übung täglich zwanzig Minuten absolviert werden. Möglicherweise dauert es einige Tage beziehungsweise einige Wochen, bis sich Ihre Fähigkeit der Visualisierung entwickelt. Die meisten „Nicht-Visualisierer" benötigen mehrere Versuche, bevor Sie anfangen, innere visuelle Bilder zu „sehen(e. Haben Sie Geduld mit dieser Übung – sie soll Ihnen Spaß machen. Wenn Sie bereits über die Fähigkeit des Visualisierens verfügen, kann diese Methode Ihre Fähigkeit verstärken.

Die Reise

Suchen Sie ein farbiges Foto aus, vorzugsweise eines, das Ihre Imagination anregt. Legen Sie das Foto vor sich, schauen Sie es an, und beschreiben Sie es für sich selbst, in allen Einzelheiten, beschreiben Sie wirklich alles an diesem Foto.

Welche Farben und Formen sehen Sie? Nehmen Sie sich gut fünf Minuten Zeit, um das Foto anzusehen und verbal jede Einzelheit zu beschreiben. Je mehr Details Sie bemerken und beschreiben, desto effektiver ist diese Übung.

Wenn Sie diesen Teil der Übung beendet haben, schließen Sie Ihre Augen. Stellen Sie sich jetzt das Foto vor, und beschreiben Sie, was Sie vor Ihrem „geistigen Auge sehen". Wenn Sie scheinbar nichts „sehen", wiederholen Sie die verbale Beschreibung (mit offenen Augen). Während der Beschreibung spüren Sie möglicherweise subtile, visuelle Eindrücke, als ob Sie in Ihrer Imagination beinahe „sehen" können, was Sie sich selbst beschreiben.

Wenn Sie mit dieser Neu-Schaffung eines visuellen Bildes von dem Foto vor Ihrem „geistigen Auge" fertig sind, stellen Sie sich das Foto als 3-D-Bild vor. Malen Sie sich aus, wie Sie durch diese dreidimensionale Landschaft schreiten. Spüren und fühlen Sie, wie das ist. Stellen Sie sich vor, wie Sie die Dinge aus verschiedenen Blickwinkeln und Richtungen betrachten. Es kann sich als hilfreich erweisen, wenn Sie sich selbst diese imaginären Erfahrungen beschreiben, während Sie durch diese 3-D-Landschaft wandern.

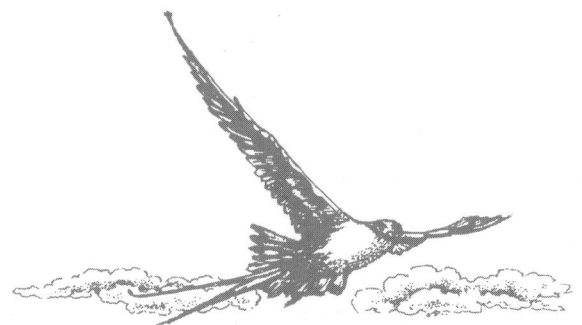

Freiheit & Bewusstsein

43

Zum Adler werden

Ihre Meditationsführerin: Nancy Harn-Wagner

„Als ich lernte, den Worten der Tiere zu lauschen,
wurde ich veranlasst, diese Visualisierung zu schreiben."

Einführung

Diese wirkungsvolle Visualisierung ermutigt Sie, die Stärke des am höchsten fliegenden Vogels für sich in Anspruch zu nehmen. Sie können sehen, wo Sie zur Heilung dieser Erde beitragen können. „Zum Adler werden" kann das Potenzial Ihres Geistes öffnen und Ihnen helfen, Ihren Sinn im Leben zu finden.

Die Reise

Schließen Sie Ihre Augen und erheben Sie sich zu den Wolken; steigen Sie hoch über die Erde. Sie wissen, dass Sie wie ein Adler beobachten können.

Wenn Sie sich zu Ihrem Flug aufschwingen, füllen Sie Ihre Lungen mit langen Atemzügen – rhythmisch spüren Sie die Klarheit der Luft so hoch über der Erde.

Kurzes Innehalten

Schweben Sie selig, während Sie die ruhige Stille hoch oben in sich aufnehmen. Achten Sie darauf: wie friedlich es ist, nur den sanften Wind zu hören, der Sie auf Ihrem Flug trägt.

Sehen Sie das weiße Licht des Schutzes, das aus der Mitte Ihres Körpers entspringt, Ihren ganzen Körper anfüllt und sich durch

Ihre Flügel strömend bis zum Himmel über Ihnen ausbreitet. Steigen Sie friedlich immer höher, während Sie alle Ihre Gedanken ziehen lassen und diese Transformation genießen.

Wenn Sie zum Adler werden, so heißt das für Sie, große Verantwortung zu übernehmen, denn der Adler fliegt von allen Vögeln am höchsten. Sie spüren ganz allmählich Ihre Verpflichtung und warum Sie sich entschlossen haben, ausgerechnet zu diesem Vogel zu werden.

Ihnen fällt auf: dass Ihre Sehkraft überaus scharf geworden ist und Ihre Flügel unglaublich stark. Sie bemerken, dass Ihnen eine enorme innere Stärke gegeben wurde, und Sie fühlen sich, als ob Sie alles tun können, was Sie möchten – und alles werden, was Sie werden wollen – und jede Aufgabe erfüllen oder Veränderung durchführen können, wie Sie nur wollen. Atmen Sie diese Fähigkeit ein, und erkennen Sie, dass sie Ihnen gehört.

Wie herrlich, diesen Schwung zu haben, diese innere Gemütsverfassung zu besitzen ... denken Sie nur an die Wirkung, die Sie auf das Universum ausüben könnten.

Und jetzt wie lautet Ihr Plan? Denken Sie einige Minuten darüber nach, was Sie mit diesem neuen Talent, das Ihnen gegeben wurde, anfangen wollen.

Wollen Sie andere unterrichten? Wollen Sie schreiben oder Reden halten? Ist es Ihr Wunsch, wichtigen Beitrag zur Heilung der Erde zu leisten? Sammeln Sie Ihre Gedanken, und schreiben Sie am Ende dieser Visualisierung Ihre Vorstellungen darüber auf, was Sie in Ihrem Leben erreichen wollen.

Diese Zeit ist ganz wunderbar für Sie – der Schritt, den Sie schon immer tun wollten, die Antwort, um die Sie gebeten haben. Seien Sie dankbar. Nehmen Sie den Geist des Adlers an, und fliegen Sie in jede Richtung, die Ihnen vorschwebt.

Wenn Sie von Ihrem Flug zurückkommen, danken Sie dem Geist des Adlers. Öffnen Sie Ihre Augen, wenn Sie dazu bereit sind.

44

Der Delfin

IHRE MEDITATIONSFÜHRERIN: CHRYSTLE CLAE

„Diese Meditation wurde durch einen ganz besonderen Delfin inspiriert."

Einführung

Der Delfin, der mich zu dieser Reise inspiriert hat, ist auf einem Auge blind, aber er ist ein wunderbarer Botschafter seiner Art, der Besucher liebt ganz besonders Kinder. Diese Imagination hilft, einen Ausgleich zu schaffen, Seelenfrieden zu finden und letztendlich Ihr Gefühl des Einsseins mit allem Leben wieder zu erwecken. Teenager, die diese Meditation nachts durchführen, haben berichtet, besser einschlafen zu können.

Die Reise

Setzen Sie die Entspannungsmethode ein, die Sie am liebsten haben, und atmen Sie einige Minuten tief.

Kurzes Innehalten

Stellen Sie sich vor Ihrem geistigen Auge vor, Sie liegen an einem warmen, sandigen Strand. Das Wasser des Ozeans ist ruhig und kristallklar. Gehen Sie am Strand entlang, und waten Sie langsam in das Wasser, bis es Ihnen bis zu den Schultern reicht. Sie können den Sand und die Muscheln zu Ihren Füßen sehen. Wie Sie vielleicht schon erraten haben, ist dies magisches Wasser. Dies ist die Art Wasser, in der Sie atmen können. An diesem beschützten, besonderen Ort gibt es keine Gefahren.

Leise gleitet ein Delfin an Ihre Seite. Er schwimmt etwas weiter hinaus und springt spielerisch im Wasser des Ozeans. Beim Eintauchen spritzt kaum Wasser auf. Langsam schwimmt er wieder zu Ihnen. Diesmal rollt er sich leicht auf die Seite, um Sie anzusehen. Sie wissen, dass er telepathisch mit Ihnen spricht und Ihnen sagt, Sie sollen sich an seiner Rückenflosse festhalten und auf ihm reiten.

Das Fleisch des Delfins ist weich und angenehm, wie die Wange eines Babys. Da Sie sich dafür entschieden haben, Ihrem Freund zu vertrauen, erhalten Sie die Fähigkeit, eine andere Dimension der Wirklichkeit wahrzunehmen.

In der Sicherheit, die Ihnen Ihr Delfin vermittelt, sehen Sie die Erde, auf der Sie leben, langsam mit anderen Augen. Bilder von Wäldern tauchen vor Ihren Augen auf. Wenn Sie näher hinsehen, können Sie in diesem Wald das Licht des Lebens aus der Mitte der Pflanze des Lebens erstrahlen sehen. Sogar die Steine scheinen mit eigener Energie zu leben. Die Flüsse und Bäche haben einen sichtbaren Geist. Entspannen Sie sich, und beobachten Sie all die verschiedenen Lebensformen der Erde, die vor Ihnen auf diese außersinnliche Weise der Wahrnehmung erscheinen.

Kurzes Innehalten

Bequem und locker schwimmen Sie mit Ihrem lächelnden Freund. Ihr Delfin teilt Ihnen telepathisch mit, dass es für ihn an der Zeit ist, hinaus in die tiefere See zu schwimmen, aber Sie können ihn in dieser anderen Dimension der Realität jederzeit besuchen. Sie müssen sich nur an das Gefühl seiner Haut erinnern und an die Liebe, die er ausstrahlt.

Schreiten Sie aus dem Wasser hinaus auf den sandigen Strand. Ihr Körper fühlt sich viel schwerer an, während Sie an den Strand laufen. Es ist ein ganz anderes Gefühl, und doch fühlt es sich gut an, wieder geerdet zu sein. Spüren Sie die Vibration durch Ihre Fußsohlen. Das ist der Herzschlag von Mutter Erde. Nehmen

Sie sich einen Augenblick Zeit, und beruhigen Sie Ihren Körper durch diese Vibration von den Zehenspitzen bis zum Scheitel hinauf: Nehmen Sie einen langsamen, tiefen Atemzug, öffnen Sie Ihre Augen, wann immer Sie sich dazu bereit fühlen, leicht und angenehm.

45
Sich treiben lassen

Ihre Meditationsführerin: Jean D. Stouffer

„Lernen Sie, Dinge aus Ihrer Kontrolle herauszulassen, und seien Sie bereit, ‚mit dem Fluss' zu treiben."

Einführung

Das Leben hat seine Höhen und Tiefen, harte Zeiten und gute Zeiten. Die Bilder dieser Meditation helfen denen, die sie hören, zu sehen und zu fühlen, dass die Turbulenzen des Wasserfalls und das Wirbeln des Whirlpools nur vorübergehend sind; stille Zeiten werden unweigerlich folgen. „Sich treiben lassen" schafft die Atmosphäre, zu lernen, Situationen aus der eigenen Kontrolle loszulassen und die vergängliche Natur allen Lebens zu akzeptieren. Diese Imagination kann zur Entspannung vor dem Einschlafen eingesetzt werden oder für stille Pausen während des Tages.

Die Reise

Sie nehmen einen tiefen Atemzug und dann noch einen und spüren, wie Ihr Körper sich langsam entspannt. Sie lassen los … lassen die Anspannungen los, die Sie aufgebaut haben. Sie können die Spannung aus Ihren Augenlidern lassen und Ihre Augen langsam schließen. Lassen Sie die Entspannung langsam und angenehm durch Ihren Körper strömen, lassen Sie alle Muskeln immer entspannter werden. Sie können sich sogar fragen, wie sehr Sie sich überhaupt entspannen können, während Sie sich auf die angenehmen Gefühle in Ihrem Körper konzentrieren. Es fühlt sich so gut an, loszulassen und es sich behaglich zu machen.

Atmen Sie weiter ein und aus, lassen Sie los, und entspannen Sie sich mit jedem Atemzug noch mehr. Reisen Sie zu einem herrlichen Fluss. Sie können den Fluss jetzt sehen und das Dach der Baumkronen über Ihrem Kopf. Achten Sie auf die Schatten der Blätter, die auf dem Wasser tanzen. Hören Sie das leise Geräusch des Wassers, das über die Steine plätschert. Die Vögel singen, und eine sanfte Brise streichelt Ihr Gesicht, während Sie ins Wasser blicken. Die warmen Sommerdüfte hüllen Sie ein.

Sie beobachten das Wasser und bemerken ein vorbeitreibendes Blatt. Ist es ein Ahornblatt? Das Blatt einer Pappel? Um was für ein Blatt handelt es sich? Staunend beobachten Sie dieses Blatt. Vielleicht können Sie sogar zum Blatt werden. Wie würde es sein, auf einem Fluss zu fahren, manchmal wild im Kreis zu wirbeln, manchmal auf ruhigen Wassern zu treiben, manchmal einen kleinen oder großen Wasserfall herunterzufallen?

Jetzt sind Sie das Blatt und treiben auf dem Wasser. Ihnen wird klar, dass Sie als Blatt viele Dinge herausfinden können. Sie können in einem stehenden Wasser vor sich hindümpeln. Sie können in der Ferne einen Wasserfall hören und sogar die Turbulenzen vorausahnen. Sie können auf einem Wasserfall reiten und werden in dem schäumenden Fluten hin- und hergewirbelt. Währenddessen wird Ihnen plötzlich etwas klar. Jedem Wirbel und jedem Wasserfall folgt eine ruhige Zeit, eine stille Zeit des Dahintreibens. Und so ist es immer im Leben. Dieses Wissen gräbt sich in jede Zelle Ihres Wesens ein. Sie verfügen jetzt über dieses Wissen. Nehmen Sie sich etwas Zeit, um dieses Wissen zu spüren, um es Teil von sich werden zu lassen. Nehmen Sie sich soviel Zeit, wie Sie wollen.

Kurzes Innehalten

Wenn Sie dazu bereit sind, können Sie sich von Ihrem Fluss verabschieden. Sie wissen, dass Sie jederzeit zu ihm zurückkehren können, dass Sie wieder zum Blatt werden und auf dem Fluss treiben können. Noch während Sie sich fragen, was Ihnen dieses neue Wissen bringen wird, können Sie sich schon ein wenig rekeln. Sie können angenehm in das Hier und Jetzt zurückkehren, in Ihre eigene Zeit, in Ihrem eigenen Tempo.

46

Teich im Wald

Ihr Meditationsführer: Jack Kern

„Erfühlen Sie sich einen Weg, alte Zustände loszulassen
und neue Richtungen einzuschlagen."

Einführung

Diese gezielte Visualisierung hilft, alte Emotionen und Konditionierungen von Körper und Geist freizusetzen. Sie verleiht das Gefühl der Erneuerung und der Neuheit. Entspannen Sie sich, und stellen Sie sicher, dass es Ihr Körper bequem hat und bereit ist, alles loszulassen, was zwischen Ihnen und Ihrem Schöpfer steht.

Nehmen Sie einen tiefen Atemzug, und lassen Sie die Luft wieder herausströmen. Atmen Sie in Ihrem normalen Rhythmus, aber erinnern Sie sich an das Gefühl, Ihren Atem loszulassen. Denken Sie daran: Wenn Sie Ihren Atem loslassen, lassen Sie auch alte Erinnerungen, Verletzungen, Ängste, Bitterkeit und all jene Dinge los, die Sie nicht länger brauchen und die Ihnen nicht länger nützlich sind. Sie lassen sie ebenso mühelos los, wie Sie Ihren Atem loslassen. Seien Sie sich jedes Mal, wenn Sie ausatmen, bewusst, dass Sie nicht nur die Anspannung aus Ihrem physischen Körper freisetzen, sondern Sie lassen auch alles los, was Ihnen nicht länger dienlich ist, und alles, was der vollen Realisierung dessen im Weg steht, wer und was Sie sind und wer und was der Schöpfer in Ihnen ist. Jedesmal, wenn Sie einatmen, jedes Mal, wenn Sie den Atem einziehen, wissen Sie in Ihrer Imagination, dass Sie das Leben, Energie und Geist einatmen, und dass Sie langsam in einem immer größeren Maße angefüllt werden, während Sie sich der alten Dinge, der alten Spannungen und sogar des körperlichen Unbehagens des Schmerzes entledigen. Wenn Sie einatmen, ziehen Sie alles in sich hinein, was Sie benötigen.

Auf dieser Reise können Sie jeden mitnehmen, der Ihrer Ansicht nach ebenfalls Heilung und Führung braucht oder ein anderes Bedürfnis hat, das erfüllt werden muss. Lassen Sie ihn oder sie mitkommen, aber gestatten Sie diesem Menschen, seine eigenen Erfahrungen zu machen.

Die Reise

Stellen Sie sich vor, Sie gehen durch einen Wald, der diese tiefe Stille besitzt, die man häufig in Wäldern findet. Vielleicht singt eine Brise in den Wipfeln der Bäume, der Boden des Waldes ist jedoch still. Sie gehen weiter und spüren die weiche Erde und die Pinienadeln unter Ihren Füßen, Sie riechen die Pinien und den Duft der Blumen. Stimmen Sie sich völlig auf diese Stille ein, auf das Gefühl des Wunders, das Gefühl des Friedens, das hier im Wald herrscht. Gehen Sie weiter durch diesen Wald, bis Sie an einen Teich mitten im Wald gelangen.

Es ist ein kleiner Teich, der von einem Wasserfall und einem kleinen Bach gespeist wird. Ein idyllischer Wasserfall fällt von den Hügeln herab und plätschert über die Felsen in den Teich. Der Teich ist sehr still, sehr ruhig, sehr verlockend. Sie tauchen Ihren Zeh in den Teich, und das Wasser ist nicht so kalt, wie Sie erwartet haben, sondern gerade richtig.

Sie können der Versuchung, in den Teich zu steigen, nicht widerstehen, also legen Sie Ihre Kleidung ab, falten sie zusammen und legen sie an die Seite auf einen der Felsen. Langsam gleiten Sie in den Teich. Er ist tief genug, und Sie können bis zum Hals hineingehen; Sie können auch unter die Wasseroberfläche abtauchen, wenn Sie das möchten. Sie spüren die Feuchtigkeit und die Kühle des Wassers. Sie spüren, wie es Sie trägt; Sie spüren das sanfte Rauschen des Wassers auf den Steinen an dem kleinen

Wasserfall. Sie sind völlig locker, vollkommen getragen, absolut sicher.

Jetzt lassen Sie etwas mit diesem Teich geschehen. Verschmelzen Sie sich selbst, Ihren Körper mit dem Wasser, damit Sie eins werden mit dem Wasser. Sie gestatten sich sogar, unter die Wasseroberfläche zu sinken. Sie tauchen Ihren Kopf völlig unter, und Sie bemerken, dass Sie überhaupt keine Probleme mit dem Atmen haben; es gibt nichts zu fürchten. Sie spüren die Einheit mit allem, was Sie in diesem Teich umgibt. Sie haben das Gefühl, als ob sich Ihr Körper völlig aufgelöst hätte, doch es gibt nichts, wovor Sie sich fürchten müssten. Es fühlt sich richtig an. Jede Zelle Ihres Körpers wird in diesem Teich gereinigt, erfrischt und geprüft – jede Zelle wird reingewaschen und dann sanft nach Gottes vollkommener Vorstellung dessen, wie Ihr Körper sein sollte, neu gebildet. Langsam spüren Sie, wie Ihr Körper neu gebildet wird und neu zusammengesetzt aus dem Wasser des Teichs steigt. Strecken Sie Ihren aus dem Wasser, und schauen Sie in den Himmel und in das Sonnenlicht, das durch die Bäume fällt. Sie sind sehr glücklich, hier zu sein und lebendig zu sein und sich so wunderbar erfrischt zu fühlen.

Sie sitzen auf einem Felsen direkt unter dem Wasserfall und lassen das Wasser über Gesicht und Haar fallen. Lassen Sie es über Ihren ganzen Körper fallen, und genießen Sie das erneute Gefühl, gereinigt und erfrischt zu sein. Sie sind ein neuer Mensch, dessen alte Verhaltensmuster, alte Gewohnheiten und frühere Sichtweisen seiner selbst weggewaschen wurden. Wenn Sie den Wasserfall lange genug genossen haben, steigen Sie aus dem Teich, und treten Sie in das Sonnenlicht der Lichtung hinaus. Lassen Sie Haut und Haar trocknen und gehen Sie dahin zurück, wo Sie Ihre Kleidung ablegten. Sie sehen, dass Ihre Kleidung anders ist, als Sie sie dort zurückließen. Sie schlüpfen hinein, und die neuen Kleider passen hervorragend. Sie fühlen sich sehr gut an, und Sie sehen und fühlen sich in diesen neuen Kleidern wunderbar. Sie leuchten im Licht; Sie tanzen mit dem Licht, und Sie scheinen mit Ihren neuen Gefühlen über Ihren Körper in Einklang zu sein. Während Sie den Waldweg entlanggehen, werden Sie immer leichtfüßiger. Sie tanzen oder springen. Sie sind voller Freude, dort zu sein, lebendig zu sein, Sie selbst zu sein. Sie sehen sich um und erinnern sich, dass Sie jemanden mitgebracht haben, und dieser Mensch hatte ebenfalls ein Erlebnis im Teich und unter dem Wasserfall. Auch dieser Mensch sieht anders aus, und Sie danken dafür und freuen sich mit ihm; Sie freuen sich, dass er erneuert ist und anders und lebendig.

Sie gehen weiter den Pfad entlang, bis Sie zu einer Gestalt kommen, die mitten auf dem Weg steht. Es ist ein uralter Mann, ein weiser Mann mit langem Haar, einem langen, wallenden Gewand und einem gütigen Gesicht. Sie spüren die Weisheit, und Sie spüren auch, ohne dass man es Ihnen sagt, dass dies jemand ist, der Ihre Frage für Sie beantwortet, etwas, was Sie schon seit langer Zeit wissen wollten. Er wird auch die Fragen des Menschen beantworten, den Sie mitgebracht haben. Sie müssen die Frage nicht einmal laut aussprechen. Sie denken die Frage einfach in Ihrem Kopf und Ihrem Herzen, und Sie lauschen auf die Antwort in Ihrem Kopf und Ihrem Herzen, während Sie vor dem Weisen stehen.

Kurzes Innehalten

Welche Antwort auch immer Sie erhalten haben, das ist jetzt Ihre Antwort. Sie blicken auf und sehen, dass der geliebte Mensch, den Sie mitgebracht haben, seine Antwort ebenfalls erhalten hat. Sie gehen den Pfad entlang, der nun aus dem Wald heraus und in das Sonnenlicht führt. Sie tauchen freudig in das Sonnenlicht, die Wärme und die Liebe, die Sie fühlen, ein. Sie dürfen an diesen Ort zurückkommen, aber bevor Sie das tun, halten Sie kurz inne, wo immer Sie wollen.

Sie fühlen, dass Sie einen Segen aussprechen wollen. Heben Sie Ihre Hände, mit offenen Handflächen wie ein Priester, und segnen Sie die Liebe und das Licht und die Freude. Sprechen Sie Ihren Segen in die eine Richtung, dann in die andere, bis Sie Ihren Segen in jede Richtung gesprochen haben. Sie wissen, dass jeder an diesem Ort, jeder in dieser Gemeinschaft und jeder auf diesem Planeten Ihren Segen erhalten hat. Während Sie dort stehen, spüren Sie, wie der Segen auf Sie zurückfällt. Danken Sie still: „Vater, danke für diese Zeit und dafür, dass mir deine Liebe, dein Licht, dein Leben und deine Freude bewusst geworden sind; wir sind dankbar, und wir sagen Dank. Amen."

47

Die Furcht loslassen

IHR MEDITATIONSFÜHRER: LARRY MOEN

„Je weiter Sie sich öffnen, desto größere, universelle Energien werden Sie zu Ihrer Unterstützung erhalten."

Einführung

Häufig reagieren wir auf eine Grippe, indem wir unseren Körper intensiv zusammenziehen, um daraus Stärke für den Kampf gegen den Schmerz zu gewinnen. Wir schützen unseren Körper durch unsere Muskeln und ziehen uns so weit zurück, dass der Schmerz sich auf uns nicht auswirken kann. Das steht in direktem Widerspruch zu der Möglichkeit, wie wir reagieren sollten, es steht aber auch direkt in Beziehung zu der Art und Weise, wie wir unsere Seelen vor Missbrauch oder vor Verletzung schützen. Häufig krümmen wir uns mental und sogar körperlich zu einem schützenden Ball zusammen, um unsere Seele einzuhüllen und zu schützen.

Um immerwährenden Glauben und ewige Zuneigung zu erfahren, müssen wir die Angst loslassen und offen werden für die außergewöhnlichen Möglichkeiten ständiger Gesundheit und ewigen Wohlbehagens. Damit wir ohne unsere Augen sehen können. Damit wir fühlen können, ohne zu berühren. Damit wir in der Stille hören können. Um ohne Geschmackssinn zu schmecken. Spüren Sie mit geschlossenen Augen und einem offenen Herzen all das Gute und all den Frieden, der bereits tief im Innern vorhanden ist.

Übung

Wenn Sie sich aufs Schlafengehen vorbereitet haben, machen Sie es sich in Ihrem warmen, kuscheligen Bett gemütlich. Dimmen Sie das Licht, oder schalten Sie es ganz aus. Legen Sie sich auf den Rücken, und strecken Sie die Arme zu einem aus. Schließen Sie mit sich selbst die Vereinbarung, dieser Erfahrung gegenüber offen zu sein. Legen Sie Ihre Handflächen nach oben (um zu empfangen), und breiten Sie Ihre Beine leicht auseinander. Halten Sie sie gerade, aber mit lockeren Knien (verspannte Knie sind schlecht für Ihre Wirbelsäule). Sie entspannen sich möglicherweise so sehr, dass Sie prompt einschlafen ... oder Sie bleiben dreißig Minuten lang in dieser Haltung liegen.

Am besten tun Sie dies jede Nacht, ob Sie wach sind oder schlafen. Sie senden mit Ihrem Körper eine Botschaft an sich selbst, die besagt, dass Sie keine Angst haben, dass Sie offen sind für alles Leben und dass Sie loslassen. Sagen Sie wörtlich: „Ich habe jetzt keine Angst, obwohl ich in meinen Leben schon vor einigen Ereignissen, Menschen und Situationen Angst hatte." Erinnern Sie sich daran. Vergeben Sie diesen Menschen beziehungsweise diesen Situationen. Und jetzt vergeben Sie sich selbst.

Die Reise

Sie sind zu unglaublichen Leistungen fähig! Nehmen Sie zuerst einen langsamen, tiefen Atemzug. Öffnen Sie Ihren Brustkasten, und geben Sie Ihrem Herzen Raum, sich zu entfalten ... Atmen Sie aus, und lassen Sie alle Ihre Barrieren, all Ihre Mauern fallen ... Atmen Sie jetzt ein, und weiten Sie Ihren Brustkasten, öffnen Sie Ihr Herz noch weiter ... atmen Sie aus, und lassen Sie los ... Lassen Sie Ihr bewusstes Leben, Ihr Ego los. Atmen Sie wieder ein, weiten Sie Ihren Brustkasten noch weiter, und geben Sie Ihrem Herzen noch mehr Raum, sich auszubreiten.

Spüren Sie, wie Sie sich den Wundern des Lebens öffnen. Bis zu diesem Augenblick haben Ihre Engstirnigkeit und Angst Sie möglicherweise davon abgehalten, die Dinge zu sehen, die zu sehen Ihre Aufgabe ist. Wenn Sie loslassen, so sind Sie offen, den Grund zu sehen, warum Sie hier sind. Sie sind jetzt offen, den Wert von jedem und allem zu sehen. Sie sehen jetzt offener ... mit mehr Liebe, Akzeptanz und Mitgefühl.

Kurzes Innehalten

Ihr Körper ist ein Hilfsmittel- und es kommt nicht darauf an, was mit ihm geschieht. Ihr Körper dient einfach als Hilfsmittel für Ihre Seele. Ihr wahres Wesen ist Ihre Seele, und nur darauf kommt es wirklich an. Die äußere Hülle, die Sie haben, in die Sie hineingeboren wurden, hilft Ihnen nur, durch dieses Leben zu kommen. Sie sind hier in diesem Leben, weil Ihnen die Gelegenheit gegeben wurde, Ihr eigenes Karma aufzuarbeiten. Sie haben die Gelegenheit erhalten, während Ihrer Zeit auf der Erde das Beste zu tun, das Sie tun können, und dieses Geschenk des Lebens zu nutzen.

Nehmen Sie einen langsamen, tiefen Atemzug, weiten Sie Ihren Brustkasten, und öffnen·Sie Ihr Herz ... Atmen Sie aus und lassen Sie Ihren Körper zu einer Masse physischer Manifestation schrumpfen ... Wenn Sie einatmen, lösen Sie sich von Ihrem physischen Körper und verschmelzen mit Ihrem Herzen. Werden Sie selbst zum Herzen der Liebe. Machen Sie sich diese neue Empfindung mit jedem Atemzug bewusst.

Kurzes Innehalten

Seien Sie ohne Bosheit, und gehen Sie in Frieden. Sie sind Ruhe und Frieden. Lassen Sie alle Urteile los, und bewahren Sie Fürsorge und Teilnahme für die Menschen in Ihrer Umgebung in Ihrem Herzen, denn Sie und diese Menschen sind ein- und dasselbe. Wer wüsste das besser als Sie? Loszulassen heißt, offen zu sein für Fürsorge. Fürsorglich zu sein heißt, liebevoll zu sein, und liebevoll zu sein heißt, zu einem erleuchteten Wesen zu werden.

Hierin Ihre Wahrheit. Sie befinden sich auf einer Reise ... einer Reise Verwandlung. Wenn Sie loslassen, werden Sie entdecken, dass was Sie brauchen, in Ihnen selbst zu finden ist.

Lassen Sie jetzt diese gezielte Imagination los. Während Sie schon einschlafen, spüren Sie noch, dass diese Freiheit Teil Ihres neuen Lebens sein wird, das Sie morgen früh beginnen.

Diese Reise wurde von Andrea White inspiriert und mitgetragen. Sie liest im Radiosender WXCI in North Salem, US-Bundesstaat New York, regelmäßig gezielte Imaginationen.

48
Segelnde Delfine

IHRE MEDITATIONSFÜHRERIN: LISA ZIMMER

„Lernen Sie, Ihre eigenen Blockaden zu erkennen und sie hinter sich zu lassen."

Einführung

Bei meiner Arbeit mit Menschen sind mir drei allgemeine Bereiche aufgefallen, die die eigenen Wünsche beziehungsweise das Erreichen selbst gesteckter Ziele blockieren. Auf dieser Reise symbolisiert das Wasser die Offenheit des Geistes, die Ihnen helfen kann, Ihre eigenen Blockierungen freizusetzen. Diese Visualisierung kann Ihnen helfen, Fragen anzugehen und für Veränderungen offener zu werden. Ich empfehle diese Imagination vor allem in jenen Zeiten, in denen Sie sich in Ihrem persönlichen Wachstum blockiert fühlen, oder während Entscheidungsprozessen.

Die Reise

Nehmen Sie zuerst einen tiefen Atemzug, und lassen Sie beim Ausatmen alle Anspannung los. Atmen Sie während der ganzen Reise um sich selbst völlig zu entspannen. Sie befinden sich an Bord eines gut ausgestatteten Segelbootes mit einem äußerst fähigen Kapitän, der Anweisung hat, Sie an diesem Tag mit auf eine Segeltour zu nehmen.

Sie lassen alle Anspannung los, während Sie auf das Wasser hinaussegeln …

Ihr Boot segelt mühelos auf dem ruhigen Ozean. Sie strecken sich an Deck aus und spüren die Wärme der Sonne auf Ihrem Körper.

Kurzes Innehalten

Sie sehen, wie neben dem Boot drei Delfine spielen. Ihre anmutigen Körper halten ohne Anstrengung mit dem Segelboot mit. Sie sehen genauer hin und bemerken, dass auf dem Rücken der Tiere Wörter geschrieben stehen.

Der erste Delfin trägt das Wort UNSICHERHEITEN auf seinem Rücken, und als Ihr Blick sich in den des Tieres versenkt, spüren Sie einen überwältigenden Energieschub, der von dem Delfin zu Ihnen ausstrahlt. Plötzlich haben Sie in Bezug auf Ihre Eigenschaften und Fähigkeiten Zuversicht und Selbstvertrauen. Das Wort UNSICHERHEITEN hat sich jetzt in ZUVERSICHT verwandelt. Sie danken dem Delfin für seine Liebe und seine Einsicht und verabschieden sich von ihm, während er ins offene Wasser hinausschwimmt.

Kurzes Innehalten

Der zweite Delfin trägt das Wort auf seinem Rücken. Doch als Ihr Blick sich in seinen versenkt, geht ein kraftvoller Energieschub von dem Delfin auf Sie über. Sie können jetzt über Ihre Ängste lachen, während Ihnen klar wird, dass Sie nunmehr die Kontrolle über Ihre Ängste haben und dass nichts Sie von Ihrem Wachstum abhalten wird. Das Wort wird in das Wort MUT verwandelt. Sie danken dem Delfin für seine Lektion und verabschieden sich. Das Tier schwimmt hinaus ins blaue Wasser.

Kurzes Innehalten

Der dritte Delfin trägt das Wort EINSAMKEIT auf seinem Rücken. Als Ihr Blick sich in seinen versenkt, verwandelt sich das Wort EINSAMKEIT zu dem Wort ERFÜLLUNG. Sie spüren automatisch ein Gefühl des Einsseins mit allem Leben. Sie stimmen sich darauf ein und auf die Vögel über Ihrem Kopf: Der Kapitän wird jetzt zu einem Symbol Ihrer Wertschätzung des Einsseins. Von jetzt an werden alle Menschen eins mit Ihnen sein. Sie können jetzt das, was Sie Ihrer Meinung nach in Zeiten der Verzweiflung benötigen, in sich selbst erschaffen.

Der dritte Delfin führt Ihr Boot an den Strand und verabschiedet sich dann von Ihnen. Sie sind von einer neuen Wahrnehmung des Lebens erfüllt. Wenn Sie dieses Gefühl angenommen haben, öffnen Sie Ihre Augen.

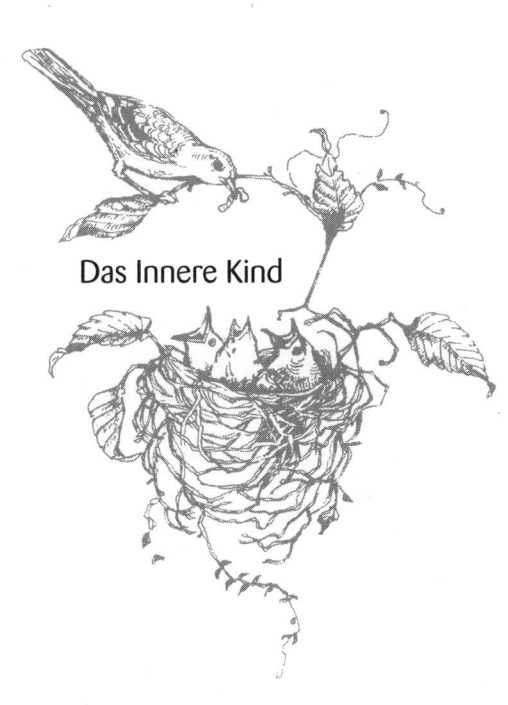

Das Innere Kind

49

Babyfotos

Ihre Meditationsführerin: Edie Weinstein-Moser

„Als Erwachsene vergessen wir häufig,
dass wir einst unschuldige Kinder waren."

Einführung

Indem wir unsere Beziehung zu unserem „Kind-Selbst" erneuern, können wir entdecken, dass selbst mitten im Chaos alles in Ordnung ist. Als Erwachsene vergessen wir häufig, dass wir als unschuldige Kinder Fürsorge und Schutz benötigten und immer noch benötigen. Diese Meditation lässt den Erwachsenen das Kind, das er oder sie einst war – und das im Erwachsenen immer noch wohnt – unterstützen und aufbauen.

Die Reise

Machen Sie es sich in Ihrem Lieblingsstuhl bequem. Vielleicht möchten Sie sich in eine Schmusedecke einwickeln. Sie fühlen sich in den weichen Kissen äußerst wohl und müssen keinen einzigen Teil Ihres Körpers abstützen. Dies ist eine Zeit, um aufgebaut und geliebt zu werden, keine Zeit, um auch nur im geringsten zu kämpfen … Das tut gut. Jetzt … nehmen Sie einen … langen … tiefen Atemzug, der aus den tiefsten Tiefen Ihres Wesens heraufzukommen scheint. Und dann … lassen Sie den Atem mit einem einzigen … langen … Seufzer los. Ahhhhh … Lassen Sie alles los, was Sie eventuell zurückhalten könnte … alles, was Sie von der Entspannung abhalten könnte. Nehmen Sie noch einen Atemzug, aber lassen Sie ihn diesmal von einem Ort heraufkommen, der noch tiefer liegt, als der letzte ... Spüren Sie, wie Ihr Körper tiefer und immer tiefer in den Stuhl sinkt, vollkommen in seiner Wärme und Sicherheit aufgeht. Sie wissen mit absoluter Gewissheit, dass Sie völlig sicher sind und dass Sie auch weiterhin sicher sein werden. Alles ist gut.

Kurzes Innehalten

Sie atmen weiter tief und voll. Ihr Körper entspannt sich immer mehr ... Mit jedem Atemzug erfahren Sie ein Gefühl der Gelassenheit, wie Sie es noch nie zuvor gespürt haben ... Was für ein schönes Gefühl.

Lassen Sie jetzt vor Ihrem geistigen Auge ein Bild erscheinen. Zuerst ist es vielleicht etwas verschwommen, aber Sie stellen es so fein ein, wie man ein Fernsehgerät einstellt. Es ist ein Foto aus Ihrer Vergangenheit ... aus Ihrer Kindheit die erste Erinnerung, die Sie haben. Sehen Sie sich im Alter von ... Wie alt sind Sie? Wie sehen Sie aus? Was haben Sie an? Sind Sie allein oder ist noch jemand auf dem Foto? Sehen Sie sich die Umgebung an, ist sie Ihnen vertraut? Denken Sie daran: Während Sie dieses Bild ansehen, sind Sie in Ihrem Stuhl vollkommen sicher. Vielleicht tauchen Emotionen auf ... lassen Sie es zu ... Sie sind sicher. Vielleicht möchten Sie lachen oder weinen ... gewähren Sie sich selbst die Freiheit, das auszudrücken, was in Ihnen hochkommt ... Sie sind sicher.

Kurzes Innehalten

Dehnen Sie Ihre Imagination noch etwas weiter aus, und nehmen Sie Ihr erwachsenes Selbst, so wie Sie jetzt sind, in das Bild mit auf. Setzen Sie sich neben Ihr kleines Ich, ohne es zu berühren. Sehen Sie diese winzige Gestalt genau an, so zerbrechlich und hilflos, abhängig von anderen Menschen in Bezug auf Schutz und Ernährung. Welche Gefühle weckt das in Ihnen? Nehmen Sie diese winzige Gestalt in Ihre Arme, wiegen Sie sie zärtlich, sehen Sie sie mit den Augen der Liebe an. Die Augen des Kindes treffen Ihren Blick, voller Vertrauen und Staunen. Das sind Sie, vor vielen, vielen Jahren. Sie haben so viel Freude und Schmerz durchlebt, soviel Erfolg und Versagen, Sie besitzen die Weisheit, gelebt zu haben. Was möchten Sie diesem kleinen Wesen erzählen?

Kurzes Innehalten

Setzen Sie den Knirps jetzt wieder in das Foto, und küssen Sie ihn auf die Stirn. Sie wissen, Sie haben ein Gefühl der Sicherheit vermittelt, dass das kleine Wesen maßlos geliebt wird.

Lassen Sie das Bild in der Erinnerung verschwinden, in dem Wissen, dass dieses Bild und viele andere nur darauf warten, in völliger Sicherheit von Ihnen erforscht zu werden. Sie atmen weiter mühelos und werden sich immer mehr des Stuhles, auf dem Sie sitzen, bewusst des Klanges dieser Stimme, der Empfindungen in Ihrem Körper strecken und rekeln Sie sich, wie Sie wollen ... kümmern Sie sich um sich selbst ... Ihre Augen öffnen sich ... Willkommen zurück.

50

Das glückliche Innere Kind

IHRE MEDITATIONSFÜHRERIN: GENEVA B. MITCHELL

„Herrliche Möglichkeiten bieten sich,
wenn man in Berührung mit seinem ‚Kind' tritt
und mit dem verletzten Teil kommuniziert."

Einführung

Wenn Sie diese Reise auf Band aufnehmen und es täglich abspielen, so kann das Ihr Leben verändern. So viele Menschen verstecken ihre emotionalen Probleme. Durch diese Meditation lernen Sie, an sich selbst zu glauben. Sie bietet auch das Wissen zu größerer Selbstkontrolle.

Die Reise

Schließen Sie Ihre Augen, atmen Sie tief, und denken Sie an jene Bereiche Ihres Lebens, die nicht so aussehen, wie Sie sich das wünschen. Wählen Sie eine bestimmte Sache aus, die Sie verändern oder erreichen möchten. Sehen Sie sie ganz deutlich. Sorgen Sie sich nicht darum, wie Sie da jetzt hinkommen, sehen Sie sich einfach an diesem Ort.

Lassen Sie sich allmählich treiben, und hören Sie auf zu denken. Wenn sich ein Gedanke in Ihr Bewusstsein drängt, lassen Sie ihn los, wie ein Lufthauch in ein offenes Fenster hereinweht und wieder hinaus. Hören Sie die Zahlen, und zählen Sie mit – 20, 19, 18, tiefe, ganz tiefe Entspannung – 17, 16, 15, 14, hinunter, hinunter – schwere, entspannte Gefühle in Ihren Zehen, Knien und Schenkeln – 13, 12, 11, 10, 9, 8, so ruhig, so friedlich, so gelassen, 7, 6, 5, 4, 3, 2, 1, 0 – alle Teile Ihres Körpers sind schwer und entspannt. Ihr Körper ist völlig entspannt. Alle Körperfunktionen verlaufen harmonisch, und in diesem entspannten Zustand funktionieren sie in völliger Perfektion.

Jetzt ist Ihr Geist entspannt. In diesem entspannten Zustand ist der Geist offen und empfänglich, bereit und fähig. Er ist bereit, positive Eingaben zu akzeptieren, wenn Sie all Ihre angelernten Begrenzungen abschütteln. Entdecken Sie Ihre eigenen inneren Fähigkeiten und Potenziale und Ihre Bereitschaft, sich auf Ihr eigenes Unterbewusstsein zu verlassen. Es wird Ihnen helfen, alles zu tun, was Ihnen wichtig oder interessant erscheint. In der Vergangenheit hatte Ihr Unterbewusstsein kaum Gelegenheit, seinen eigenen Möglichkeiten der Erkenntnis Ausdruck zu verleihen. Jetzt hat es diese Möglichkeit. Das Unterbewusstsein hat eine ganz erstaunliche Kapazität zu lernen. Wir alle haben so viele Fähigkeiten – Fähigkeiten, die wir uns nicht einmal vorstellen können. Fähigkeiten, die jetzt von Ihnen auf Ihre Weise, in Ihrer eigenen Zeit entdeckt werden können. Die Zeit kann verkürzt, aber auch ausgedehnt werden.

In diesem ungemein tiefen Zustand der Entspannung ist alles möglich. Wenn Sie visualisieren und sich selbst so sehen, wie Sie gern wären, dann werden Sie auch zu dem, was Sie werden wollen. Nehmen Sie sich soviel Zeit, wie Sie wollen. Begeben Sie sich an jeden beliebigen Ort und das so lange, wie Sie wollen. Visualisieren Sie beispielsweise, dass Sie sich auf einem zerklüfteten Berg befinden. Sie schauen hinunter und sehen riesige Steinklumpen am Berghang. Sie sehen genauer hin und erkennen blühende Kakteen. Sie sehen brillantes Rot und Gelb, das sich wie ein Teppich aus Rot und Gelb mit grünen Tupfen so weit, ausbreitet, wie das Auge sehen kann. Von Ihrem erhöhten Punkt aus können Sie die Stacheln und Dornen nicht sehen, können nicht hinter die Schönheit der blühenden Blumen sehen. So ist das Leben. Um deutlicher sehen zu können, müssen Sie näher herangehen. Sie kommen immer näher und sehen, dass die Kakteen sehr schön sind. Die Stacheln sind gekrümmt. Sie drehen sich um und sehen den klaren, blauen Himmel. Während Sie von diesem Berg wegtreiben, sehen Sie eine herrliche Oase mit Bäumen, Wasser und Gras. Sie schweben unter einen bezaubernden, großen Weidenbaum. Ein Rebhuhn eilt vorbei, und Sie treten an das Ufer, um das Kräuseln der Wellen zu beobachten. Sie sehen glänzende Steine und funkelnde Farben, während die Sonne mit den Blättern der Bäume spielt.

Ziehen Sie Ihre Schuhe aus, und treten Sie mit Ihren Füßen auf den sandigen Strand. Wackeln Sie mit Ihren Zehen im Sand, und achten Sie darauf, wie gut sich der warme Sand anfühlt. Jetzt entscheiden Sie sich, das Wasser mit einem Ihrer Zehen zu testen. Es ist so kalt, dass Sie Ihren Zeh nur einen Augenblick lang im Wasser lassen können. Sie ziehen den warmen Sand vor. Legen Sie Ihren Zeh in den Sand, und graben Sie beide Füße tief hinein. Spüren Sie die Wärme des Sandes, während Sie sich immer tiefer eingraben. Der Sand bedeckt Ihre Füße, Ihre Beine, Ihren Bauch, Ihre Wirbelsäule, Ihren Hals, Ihre Arme und Hände. Es ist wunderbar. Bleiben Sie eine Weile, und genießen Sie die Wärme.

Kurzes Innehalten

Befreien Sie sich jetzt von Ihrem sandigen Kokon, und spielen Sie, wie ein Kind spielt. Haben Sie Spaß – hüpfen Sie, rennen und lachen Sie, lassen Sie Ihr Inneres Kind frei. Schlenkern Sie mit Armen und Beinen. Respektieren Sie Ihr Inneres Kind, und setzen Sie sich hin, während Ihr Kind sich ausruht. Umarmen Sie Ihr Kind. Lassen Sie Ihr Kind Ihr erwachsenes Selbst besser kennenlernen. Vereinbaren Sie mit Ihrem Kind, dass es Zeiten gibt, in denen es angemessen ist, sich ärgerlich oder verletzt zu fühlen, und dass Sie das respektieren. Teilen Sie jetzt mit Ihrem Kind die Erinnerung daran, wie Sie verletzt wurden, und lassen Sie das Kind seine Verletzungen mit Ihnen teilen. Lassen Sie die Wut und die Verletzung des Kindes an die Oberfläche dringen, und erkennen Sie seine Gefühle an; schenken Sie ihnen Glauben, und lassen Sie sie los. Der verletzte Teil wird freigesetzt; er treibt an die Oberfläche und wird in dem schnell strömenden Fluss weggeschwemmt.

Jedesmal, wenn Sie diese Wut, die Verletzungen und die ängstlichen Gefühle freisetzen, fühlen Sie sich leichter und immer leichter. Umarmen Sie ständig Ihr Kind, damit es weiß, dass Sie es lieben und seine Gefühle verstehen. Setzen Sie Ihr Wissen und Ihre Ernsthaftigkeit als Erwachsener ein, um Ihrem Kind die Freiheit zu geben, auf kindliche Weise zu reagieren. Sehen Sie sich selbst und Ihr Kind, wie Sie jetzt lächeln und sich gegenseitig respektieren und lieben. Tun Sie, was immer Sie mit Ihrem Kind jetzt tun wollen, und fühlen Sie sich gut. Ruhen Sie sich einen Augenblick aus. Sie kennen jetzt inneren Frieden, vergeben die Verletzungen der Vergangenheit und fühlen sich auch zukünftig integriert, ganzheitlich und glücklich ... sehr glücklich.

51

Neumond

Ihre Meditationsführerin: Chrystle Clae

„Verbinden Sie sich mit Ihrem inneren Kind,
und spüren Sie seine Lebensfreude."

Einführung

Diese Imagination hilft Ihrem Inneren „Ich", sich selbst und andere weniger streng zu beurteilen. In Berührung zu kommen mit Ihrem Inneren Kind ist eine Möglichkeit, Lebensfreude zu spüren.

Die Reise

Stellen Sie sich vor Ihrem geistigen Auge vor, dass Sie sich in einem kühlen und wohlriechenden, orientalischen Garten befinden. In diesem Garten gibt es einen Teich voller Fische in allen Farben des Regenbogens. Die Luft ist klar, und es weht eine sanfte Brise. Sie nähern sich einem großen, uralten Baum mit tief hängenden, freundlichen Ästen. Es ist Nacht, und der Garten wird durch den Vollmond und durch japanische Laternen beleuchtet, die von den Bäumen hängen und ein sanftes Licht verbreiten. An diesem großen, stämmigen Baum hängt für Sie eine sichere Schaukel mit einem Kissen. Sie setzen Sie sich darauf ... lehnen sich zurück und schauen zum Himmel hinauf: der voll ist von leuchtenden und aufregenden Sternen, die Sie anzublinken scheinen, um Ihnen und dem Universum zu versichern, dass Sie lebendig sind.

Sie fühlen den Wind auf Ihrem Gesicht und auf Ihren Armen. Sie entspannen sich und genießen die Bewegung des Auf- und

Niederschwingens. Stellen Sie sich einen Augenblick lang vor, Sie seien wieder ein Kind ... im starken und beweglichen Körper eines Kindes ... Ihr Geist summt vor Freude und Frieden. Sie sind ein Kind, das in dieser warmen, wohlriechenden Nacht schaukelt. Der Jasmin blüht, Lilien und Rosen füllen die Luft mit ihrem süßen Duft. Wie fühlt es sich an, ein Kind in dieser beschützten Umgebung zu sein? Wenn Sie könnten, was würden Sie am liebsten tun ... als Kind? Legen Sie los, und tun Sie es. Sehen Sie sich selbst. Denken Sie an eine Möglichkeit, wie Sie dies in Ihrem gegenwärtigen Alter tun können. Langsam und allmählich halten Sie bei Ihrem gegenwärtigen Alter an.

Wenn Ihre Füße den Boden berühren und Sie tragen, bemerken Sie eine kleine, weiße Brücke über einem Teich, die zu einem anderen Teil des Gartens führt. Die Brücke wird ebenfalls von japanischen Laternen beleuchtet. Sie hängen von den Bäumen herab, die die Brücke säumen. Sie treten auf die Brücke. Auf halbem Weg hinüber sehen Sie in das Wasser unter den Laternen. Reflektion. Sie sehen, wie die verschiedenen Farben ineinanderfließen ... schauen Sie jetzt genauer hin, und sehen Sie Ihr eigenes Spiegelbild ... Sehen Sie sich selbst, und wie Sie aussehen, wenn Sie sich „ganz" fühlen ... „vollständig" ... „voll". Wenn Sie Schwierigkeiten haben, sich auf diese Weise zu sehen ... dann denken Sie an eine Zeit, als Sie etwas getan haben, was Sie wirklich befriedigte. Vielleicht haben Sie eine Arbeit gut ausgeführt oder eine gute Tat getan. Wie fühlten Sie sich, als Sie eine anfeuernde Rede oder ein inspirierendes Lied hörten? In einer Zeit, als Sie für jemand anderen von Herzen glücklich waren? ... In einer Zeit, in der Sie sich geliebt fühlten, bedingungslos geliebt? In einer Zeit der Inspiration? ... Blicken Sie in das Wasser, und sehen Sie sich selbst in diesem „vollständigen" Zustand. Sie erkennen vielleicht, dass dies eine Zeit war, als Sie Ihre Verbindung zu Gott spürten. Sie ließen diese Energie zum wichtigsten Teil in sich werden ... wenn auch nur für einen Augenblick.

Fühlen Sie sich als Licht, summend vor Liebe, die Sie geben können, summend vor Liebe, die Sie empfangen haben ... Sie kennen alle Fragen und wissen alle Antworten. Nehmen Sie sich einen Augenblick Zeit, und spüren Sie Ihr Einssein mit allem, was ist ... Nehmen Sie einen tiefen, erfrischenden Atemzug von dieser vollkommenen Nachtluft.

Gehen Sie jetzt über die Brücke. Wenn Sie das andere Ufer des sich kräuselnden Wassers erreichen, sehen Sie ein Gartenhäuschen. Die Laternen in dem Gartenhäuschen strahlen ein sanftes, lavendelblaues Licht aus und hängen an jeder Säule. Gehen Sie hinein, und setzen Sie sich in den großen, runden Sessel mit den weichen Kissen. Sie sitzen und entspannen sich. Sie spüren, wie Ihr Körper neu, Ihr Verstand frisch und Ihr Geist klar ist.

An diesem ruhigen, angenehmen Ort können wir uns viele Dinge vorstellen eine Welt, in der wir das Licht im anderen sehen können – auf unserer Suche nach der Einheit mit allem Leben. Stellen Sie sich vor, wie Sie jetzt ... jeweils nacheinander ... frei von Urteilen, Mitleid oder Befriedigung werden. Werden Sie eins mit ... einer Pflanze ... einem Vogel ... einem Meerestier ... einem Landtier ... einem Insekt ... einem Kind ... einem Behinderten ... einem alten Menschen ... einem Menschen, der wunderschön ist.

Machen Sie sich klar, während Sie tief einatmen, dass Sie eins sind mit allem Leben, und spüren Sie Ihre Verbindung mit dem Göttlichen, während Sie dieses Gefühl in sich mitnehmen in die vor Ihnen liegende Woche.

52

Spielen

Ihre Meditationsführerin: Margot Escott

„Wenn Erwachsene an spontanen Spielen teilnehmen,
in denen es nicht um das Gewinnen geht,
kann das magische, spielerische Innere Kind hervorkommen."

Einführung

Ich habe über viele Jahre hinweg Menschen geholfen, durch Spiele Zugang zu ihrem Inneren Kind zu finden. Bei der Arbeit mit dem Inneren Kind konzentriert man sich darauf, mit allen seinen Aspekten in Berührung zu gelangen. Wenn wir als Erwachsene versuchen, das Innere Kind zu heilen und zu lieben, müssen wir meiner Erfahrung nach mit unserem spielerischen Kind in Kontakt treten. Diese Reise hilft allen Erwachsenen, insbesondere allerdings jenen, die sich auf Kosten ihres eigenen Glücks für das Glück aller anderen Menschen verantwortlich fühlen. Wenn wir uns in positive Spielerlebnisse der Kindheit begeben, können wir uns wieder mit unserem kreativen, vitalen Selbst verbinden. Im Anschluss an diese Meditation sind Sie möglicherweise in der Lage, ein schwieriges Problem beziehungsweise eine anspruchsvolle Herausforderung mit einer anderen Sichtweise neu anzugehen und plötzlich Lösungen zu erkennen. Ich hoffe, dass inspirierte Leser, die diese Imagination einsetzen, Möglichkeiten finden, um das Spielen in ihrem Erwachsenenleben neu zu integrieren.

Die Reise

Entspannen Sie sich konzentrieren Sie sich auf Ihren Atem atmen Sie ein und aus. Nehmen Sie einige tiefe Atemzüge aus dem Bauch heraus, und jedesmal, wenn Sie ausatmen, entspannen Sie sich noch tiefer. Lassen Sie Ihren Atem regelmäßig und rhythmisch werden. Wenn ein Gedanke auftaucht, dann stellen Sie sich vor, wie eine flauschige, weiße Wolke sanft diesen Gedanken aus Ihrem Bewusstsein drängt, und lassen Sie Ihr Unterbewusstsein das Ruder übernehmen. Konzentrieren Sie Ihre Aufmerksamkeit auf Ihren Atem. Jedesmal, wenn Sie ausatmen, sinken Sie in einen noch entspannteren Zustand tiefen Friedens.

Während Sie immer tiefer in einen angenehmen Zustand der Entspannung gleiten, stellen Sie sich vor, Sie stehen an einem wunderschönen Flecken Natur. Es ist ein warmer, sonniger Tag, und eine sanfte Brise streichelt Ihr Gesicht. Im Hintergrund hören Sie den Gesang der Vögel. Sie sind sich des Lachens kleiner Kinder bewusst. Sie sehen, dass Sie sich auf einem herrlichen Spielplatz befinden, mit allen nur vorstellbaren Gerätschaften. Es gibt Rutschen, Schaukeln, Wippen, Klettergerüste und viele andere Dinge. Diese Geräte bestehen aus allen Materialien, die Sie sich vorstellen können, und haben jede Form und Farbe, die Sie gut finden. Sie beobachten die Kinder, die begeistert und freudig spielen. Einige von ihnen bitten Sie, es ihnen gleichzutun, und als Sie sich ihnen nähern, werden Sie kleiner und immer kleiner, bis Sie eine Größe und ein Alter haben, das sich für Sie angenehm anfühlt. Sie verspüren alle möglichen freudigen, aufgeregten Gefühle, während Sie die Spielmöglichkeiten erforschen, die Ihnen zur Verfügung stehen. Sie sind furchtlos und abenteuerlustig und klettern, schaukeln und spielen. Bleiben Sie in den nächsten Minuten in diesem spielerischen Zustand. Seien Sie sich bewusst, wie es sich anfühlt, zu berühren, zu hüpfen, zu rutschen und durch die Luft zu fliegen. Achten Sie auf die Gerüche, die Sie umgeben das Holz, das Metall, der Sand und die anderen Kinder. Welche anderen Gerüche erkennen Sie auf dem Spielplatz? Gehen Sie in dieser Szene völlig auf, und setzen Sie all Ihre Sinne ein.

Sie haben die Freiheit, andere Spiele zu schaffen, mit oder ohne andere Kinder. Sie können Ihr Lieblingshaustier einladen, mit Ihnen zu spielen. Denken Sie daran: Dies ist Ihre Vision. Sie können sie so gestalten, wie Sie wollen.

Wenn Sie dazu bereit sind, verabschieden Sie sich vom Spielplatz und von Ihren Spielgefährten. Während Sie sich langsam entfernen, werden Sie größer und immer größer, bis Sie wieder Ihre gewohnte Größe erreicht haben. Sie wissen, dass Sie jederzeit zu Ihrem Spielplatz zurückkehren können.

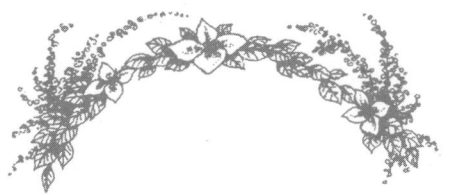
Geschenke und Liebe erhalten
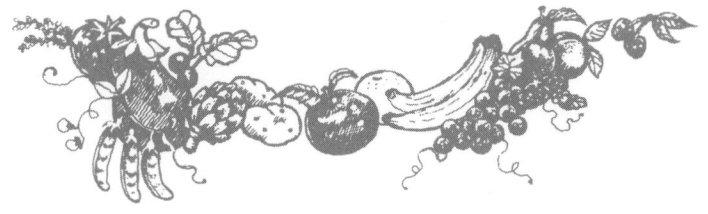

53
Geschenke aus dem Garten

IHRE MEDITATIONSFÜHRERIN: KAREN CARNABUCCHI

„Lernerfahrungen können noch vergrößert werden,
wenn man sie am Ende in einer symbolischen Imagination
noch einmal durchgeht."

Einführung

Am Ende einer Lernerfahrung, insbesondere bei Seminaren und Workshops, ist es hilfreich, symbolisch zu prüfen und zu verinnerlichen, was gelernt und beobachtet wurde. Diese Imagination bietet einen gelungenen Ausklang durch die Verwendung von Archetypen und Symbolen, die dem Zuhörer helfen, die vorhergehenden Aktivitäten zu verarbeiten.

Die Reise

Geben Sie sich die Erlaubnis, Ihren Körper an einem bequemen Ort und in einer bequemen Haltung zu entspannen, während Sie langsam und tief atmen. Atmen Sie tief in Ihre Lungen ein, halten Sie die Luft einen Augenblick an, und atmen Sie aus. Seufzen Sie, während Sie ausatmen … Noch einmal tief einatmen und dann mit einem Seufzer ausatmen, und ein drittes Mal einatmen und wieder mit einem Seufzer ausatmen … Der Boden, der Stuhl oder das Kissen tragen Ihren Körper, sodass Ihre einzige Aufgabe jetzt darin besteht, weiter zu atmen und empfänglich zu bleiben, während Sie sich immer tiefer entspannen … Wenn Sie bereit sind, machen Sie sich ein Behältnis zu Ihren Füßen bewusst … Nehmen Sie dieses Behältnis in die Hand. Sie wissen, dass es an der Zeit ist, dieses Zimmer beziehungsweise diesen Ort zu verlassen und sich auf die Reise zu machen. Sie entdecken plötzlich, dass Sie an einem warmen und sonnigen Tag im Freien spazieren gehen. Zu Ihrer Linken befindet sich ein Grasweg. In der Ferne sehen Sie eine Mauer und Sie beschließen, hinzugehen und sie zu untersuchen … Sie nähern sich langsam, und die Form der Mauer wird immer deutlicher. Sie sehen eine Pforte, die Teil dieser Mauer ist. Sie stehen an der Pforte und inspizieren die Beschaffenheit der Mauer, Form und Material der Pforte und wie es sich anfühlt, hier zu stehen.

Kurzes Innehalten

Jetzt fällt Ihnen ein Schlüssel zur Pforte auf. Vielleicht hängt er an einem Haken in der Nähe, vielleicht liegt er auf dem Boden oder sonst wo. Sie nehmen nun diesen Schlüssel, stecken ihn ins Schloss und drehen ihn um. Die Pforte schwingt und Sie treten über die Schwelle.

Auf der anderen Seite der Mauer finden Sie sich in einem außergewöhnlichen Garten wieder. Die Landschaft ist mit Blumen, Klettergewächsen, Sträuchern und Bäumen jeglicher Art üppig bepflanzt … Nehmen Sie sich die Zeit, den Pflanzenwuchs in diesem Garten zu bewundern. Während Sie dies tun, wird Ihnen klar, dass jede der vier Jahreszeiten hier vertreten ist: die zarten Blütenknospen des Frühlings, die duftenden Rosen und Pfingstrosen des Sommers, die leuchtenden Chrysanthemen und die reifenden Früchte des Herbstes und das imposante Immergrün und die roten Stechpalmenbeeren des Winters. Sie erforschen jetzt alle Pflanzen und entdecken die individuelle Schönheit jeder einzelnen.

Auf Ihrem Weg durch den Garten wird Ihre Aufmerksamkeit vom Lachen der Kinder gefesselt. Sie sehen einen Pfad aus farbigen Steinen und Sie beschließen, dem Lachen zu folgen und diesen Weg einzuschlagen. Sie treffen auf einen Jongleur, der fröhlich bunte Bälle in die Luft wirft und sie mühelos wieder auffängt. Der Jongleur sieht Sie, lächelt und fängt die Bälle gekonnt mit einer Hand. Daraufhin steckt er seine andere Hand in die Jackentasche und zieht ein Geschenk für Sie heraus. Sie nehmen dieses Geschenk in Empfang, danken ihm und legen es in das Behältnis, das Sie mit sich tragen.

Der Pfad führt Sie jetzt zu einem *See,* und Sie sind wieder allein. Sie beugen sich nach vorn oder knien am Rand des Wassers. Instinktiv wissen Sie, dass in diesem See ein Geschenk nur für Sie bereitliegt. Tauchen Sie Ihre Hand in das Wasser, spüren Sie seine erfrischende Kühle, und nehmen Sie das für Sie bestimmte Geschenk an sich. Legen Sie dieses Geschenk in Ihr Behältnis ... Der Pfad schlängelt sich jetzt zurück zu den jahreszeitlichen Pflanzen, und wieder wissen Sie, dass Sie alles mitnehmen dürfen, was für Sie bestimmt ist. Achten Sie auf alles, was dort in den Blumen- und Kräuterbeeten, im Obstgarten und im Gemüsegarten auf Sie wartet. Nehmen Sie mit, was Sie heute brauchen. Legen Sie es in Ihr Behältnis.

Kurzes Innehalten

Sie wissen, dass es jetzt an der Zeit ist, diesen Garten zu verlassen. Sie befinden sich wieder an der Pforte und schreiten erneut über die Schwelle. Sie ziehen die Pforte hinter sich zu, sichern sie mit dem Schlüssel und machen sich auf den Rückweg.

Achten Sie bewusst auf Ihren Körper, auf Ihren Atem und auf den Klang dieser Stimme. Wenn Sie dazu bereit sind, öffnen Sie Ihre Augen, und seien Sie wieder bewusst in diesem Raum.

54

Liebevolle Güte

Ihr Meditationsführer: Stephen Levine

„Diese Meditation setzt auf die vielleicht gekonnteste Art und Weise die konzeptionelle, verbal-orientierte Landschaft des Geistes ein. Sie macht Hindernisse zu Verbündeten."

Einführung

Die Meditation der „Liebevollen Güte" arbeitet mit unterschiedlichen Gedankenebenen – Name und Form, Dualität, „ich und „der andere" – als Mittel, um die über lange Zeiträume hinweg konditionierte Trennung in die bedingungslose Einheit des Seins zu verwandeln und zu heilen. Die Meditation der „Liebevollen Güte" konzentriert die Heilung auf eine Ebene des Geistes, die für gewöhnlich das Herz erstarren lässt. Tatsächlich versuchen wir nicht so sehr, das Herz zu öffnen – das wie die Sonne immer scheint, dessen Licht jedoch häufig im Dunkeln liegt –, sondern vielmehr den Geist zu öffnen, damit das tiefe Licht der Geistesessenz, die wir das Herz nennen, hindurchscheinen kann.

Wenn wir liebevolle Güte dort kultivieren, wo wir normalerweise das Leben wie einen Nachgedanken leben, können wir den Zusammenhang unserer Existenz verändern. Wir beginnen, direkt zu leben. Wir sind erwacht.

Die Reise

Setzen Sie sich bequem hin. Konzentrieren Sie Ihre Aufmerksamkeit allmählich auf Ihren Atem … Der Atem kommt und geht von allein, tief in Ihrem Körper … nehmen Sie sich einige

Augenblicke, um Ihre Aufmerksamkeit im gleichmäßigen Rhythmus des Atems zu sammeln ... Wenden Sie sich langsam nach innen, und richten Sie die Fürsorge für Ihr eigenes Wohlergehen auf sich selbst. Sehen Sie sich, als wären Sie Ihr eigenes, einziges Kind. Seien Sie großmütig mit sich. Sagen Sie sich still im Herzen: „Möge ich frei sein von Leid. Möge ich in Frieden sein. Spüren Sie einfach, wie der Atem ins Herz fließt, während Sie sich selbst mit Großmut und Mitgefühl betrachten ... Lassen Sie das Herz still die Worte der Weitherzigkeit flüstern, die heilen, die öffnen. „Möge ich frei sein von Leid. Möge ich in Frieden sein." Gestatten Sie sich, geheilt zu werden ... Flüstern Sie sich selbst zu. Senden Sie sich Wünsche für Ihr eigenes ‚Wohl-sein': „Möge ich frei sein von Leid. Möge ich in Frieden sein." Wiederholen Sie mit jedem Einatmen im Herzen: „Möge ich frei sein von Leid." Mit jedem Ausatmen: „Möge ich in Frieden sein." Beim nächsten Einatmen: „Möge ich frei sein von Leid." Mit dem darauffolgenden Ausatmen: „Möge ich in Frieden sein." Wiederholen Sie diese Worte langsam und sanft bei jedem Ausatmen, bei jedem Einatmen ... Nicht als Gebet, sondern als eine Erweiterung der liebevollen Fürsorge für sich selbst.

Achten Sie darauf, was diese Liebe, diese Großmut, diese Bereitschaft, ganz zu sein, geheilt zu sein, begrenzt. „Möge ich frei sein von Leid. Möge ich in Frieden sein." Wiederholen Sie diesen Rhythmus, dieses Vertiefen der segensreichen Freude und liebevollen Güte, die mit jedem Atemzug eingesogen wird, und mit jedem Ausatmen erweitert wird. „Möge ich frei sein von Leid. Möge ich in Frieden sein." Lassen Sie den Atem ganz natürlich strömen, großmütig gegen sich selbst, Ihr einziges Kind, für dieses Wesen in Ihnen.

Auch wenn Sie anfangs möglicherweise das Gefühl haben, diese Worte wären nur ein geistloses Echo, fahren Sie sanft damit fort. Hier kann es keinen Zwang geben. Zwang verschließt das Herz. Lassen Sie das Herz den Geist mit neuer Zärtlichkeit und Gnade empfangen. „Möge ich frei sein von Leid. Möge ich in

Frieden sein." Jeder Atemzug vertieft die nährende Wärme, wenn man sich selbst mit liebevoller Güte und Mitgefühl begegnet. Jedes Ausatmen vertieft den Frieden, erweitert das Ausmaß des Wesens, entwickelt die tiefe Geduld, die nicht darauf wartet, dass die Dinge anders werden, sondern mit liebevoller Güte auf die Dinge zugeht, so wie sie sind. „Möge ich frei sein von Leid. Möge ich in Frieden sein."

Lassen Sie mit jedem Atemzug Heilung einziehen. Lassen Sie das wahre Ausmaß Ihres Wesens zu. Fahren Sie einige Atemzüge lang mit diesem Einziehen, diesem Öffnen der liebevollen Güte fort. Gehen Sie mit sich selbst mit großer Zärtlichkeit um, senden Sie 'Wohl-ergehen' in Ihren Geist und Körper, umarmen Sie sich selbst mit diesen sanften Worten der Heilung. Jetzt rufen Sie sich jemanden ins Gedächtnis, für den Sie Gefühle der Wärme und Güte empfinden. Vielleicht ein geliebter Mensch, ein Lehrer oder ein Freund. Stellen Sie sich diesen geliebten Menschen in Ihrem Herzen vor. Flüstern Sie ihm oder ihr mit jedem Einatmen zu: „Sei frei von Leid. Sei in Frieden." Ziehen Sie mit jedem Atemzug diesen geliebten Menschen in Ihr Herz. „Sei frei von Leid. Sei in Frieden." Mit jedem Ausatmen füllen Sie ihn mit ihrer liebevollen Güte. „Sei in Frieden." Mit dem nächsten Einatmen ziehen Sie sein Herz näher zu ihrem. „Sei frei von Leid." Beim folgenden Ausatmen senden Sie dem geliebten Menschen einen Wunsch für sein Wohlergehen. „Sei in Frieden."

Atmen Sie weiter den geliebten Menschen in Ihr Herz. Flüstern Sie sich selbst und ihm still zu: „Sei frei von Leid. Sei in Frieden." Fahren Sie mit dem sanften, verbindenden Atmen fort, dem sanften Wunsch nach seinem Glück und seiner Ganzheit. Lassen Sie den Atem ganz natürlich, sanft und liebevoll in Ihr Herz kommen, abgestimmt auf Ihre Worte, auf Ihre konzentrierten Gefühle der liebevollen Güte und der Fürsorge. „Sei frei von Leid. Lerne die tiefsten Ebenen des Friedens kennen. Senden Sie ihnen Ihre Liebe, Ihr Mitgefühl, Ihre Fürsorge. Atmen Sie sie ein und durch Ihr Herz hindurch. „Sei frei von Leid. Erkenne deine tiefste Freude, deinen größten Frieden. Und während Sie sie in Ihrem Herzen spüren, spüren Sie diese ganze Welt, die so sehr geheilt werden möchte, die ihr wahres Wesen erkennen möchte, die in Frieden sein möchte. Sagen Sie jetzt zu sich selbst: „So wie ich wünsche, glücklich zu sein, wünschen das alle empfindungsfähigen Wesen." Mit jedem Einatmen und mit jedem Ausatmen flüstern Sie in Ihrem Herzen: „Mögen alle Wesen frei von Leid sein. Mögen alle Wesen in Frieden sein." Dehnen Sie Ihre liebevolle Güte auf alle Wesen aus, so wie Sie das bei Ihrem geliebten Menschen getan haben. Sie spüren, dass alle Wesen der Heilung bedürfen, des Friedens aus ihrem wahren Wesen bedürfen. „Mögen alle Wesen frei von Leid sein. Mögen alle Wesen in Frieden sein." „Mögen alle empfindungsfähigen Wesen bis hin zum eben geborenen frei sein von Furcht, frei sein von Schmerz. Mögen alle Wesen zu ihrem wahren Wesen heilen. Mögen alle Wesen die absolute Freude des absoluten Seins erkennen." „Mögen alle Wesen überall in Frieden sein. Mögen alle Wesen frei sein von Leid." Der ganze Planet treibt wie ein Bläschen im Ozean Ihres Herzens.

Jeder Atemzug zieht die Liebe herein, die die Welt heilt, die den Frieden, den wir alle suchen, vertieft. Jeder Atemzug nährt die Welt mit der Gnade und dem Mitgefühl, der Wärme und Geduld, die den Geist beruhigt und das Herz öffnet. „Mögen alle Wesen frei sein von Leid. Mögen alle Wesen in Frieden sein." Lassen Sie den Atem sanft hereinkommen. Lassen Sie den Atem sanft hinausfließen. Wünsche des ‚Wohl-ergehens' und der Großmut, der Fürsorge, der liebevollen Güte werden ausgeweitet auf diese Welt, die wir alle teilen. „Mögen alle Wesen frei sein von Leid. Mögen alle Wesen im Herzen der Heilung wohnen. Mögen alle Wesen in Frieden sein."

Aus „Guided Meditations, Explorations and Healings" von Stephen Levine © 1991 und 2001. Mit freundlicher Genehmigung von Doubleday, einem Unternehmen der Bantam Doubleday Dell Publishing Group, Inc.

55
Gesänge des Meeres

Ihre Meditationsführerin: Annette Covatta

„Schalten Sie ab,
und entspannen Sie sich in der Gegenwart des Meeres."

Einführung

Die Gesänge des Meeres zu Liedern zu machen, kann eine intime innere Verbindung zwischen den ungelösten Geheimnissen Ihres Lebens und dem inneren Fluss der Liebe schaffen. Diese Visualisierung leitet Sie mit der Dynamik des Meeres durch Ihren inneren Prozess. Das Ergebnis dieser Imagination waren – um es mit Anne M. Lindbergh zu sagen – „Geschenke des Meeres". Diese Imagination ist besonders hilfreich, wenn Sie sich in Ihrem Leben blockiert oder festgefahren fühlen. Lesen Sie sie langsam und in kleinen Abschnitten.

Die Reise

Nehmen Sie sich einige Augenblicke Zeit, um sich auf Ihren Körper auszurichten. Konzentrieren Sie sich auf Ihren Blutkreislauf die Lebensenergie, die durch Ihren Körper strömt und hinein in die Spitzen der Zehen, der Genitalien, der Finger und in Ihren Scheitel. Spüren Sie, wie lebendig Ihr Körper ist, wie hellwach für die zirkulierende Bewegung der Flüssigkeiten in Ihren Arterien, Venen und Poren. Seien Sie im Fluss dieser Lebens-Energie völlig gegenwärtig. Verweben Sie die Bewegung Ihres Atems mit der Lebensenergie – dem Qi, wie die Chinesen sie nennen. Lassen Sie Ihre bewussten Gedanken entschweben, damit Sie eine

Leere, eine Leichtigkeit des Geistes erfahren können. Ruhen Sie in diesem offenen Raum so lange, wie Sie brauchen, um sich mit Ihrer inneren Ruhe verbunden zu fühlen.

Kurzes Innehalten

Jetzt begeben Sie sich ans Meer oder an den Ozean. Wählen Sie ein Gewässer, das Ihnen vertraut ist oder das Sie auf irgendeine Weise anzieht. Sehen Sie es wie durch ein Teleskop – mit Panoramablick. Setzen Sie all Ihre Sinne ein, um ganz dort zu sein: welche Geräusche hören Sie … was riechen Sie … welche Farben sehen Sie … was können Sie ertasten? Wählen Sie nun einen Ort, an dem Sie eine tiefe Verbindung mit dem Meer spüren können: einen bestimmten Felsen oder einen Stein … den Rand der Klippen … an einem Dock … eine versteckte Höhle … ein Stück sandiger Strand. Setzen Sie sich oder legen Sie sich dort hin. Trinken Sie die Szene mit Ihren Augen, und hören Sie zu … hören Sie zu … hören Sie zu …

Das Meer trägt viele Stimmen in sich, die seine Geheimnisse singen. In ihren Liedern liegen schwungvolle Rhythmen und kraftvolle Energien. Die Gesänge des Meeres entspringen dem Bewusstsein unseres Planeten. Sie drücken den mannigfaltigen Ruhm der Schöpfung aus. Sie drücken den Ruhm der Menschheit aus. Gesänge des Friedens, der Erregung, der Agonie, des Überflusses, des Leidens, der Leidenschaft und des Spieles. Ebbe und Flut der Wellen sind wie Spannung und Entspannung im menschlichen Leben.

Nehmen Sie sich die Zeit, und identifizieren Sie sich mit den Gefühlen, die jetzt in Ihnen wach werden. Welche Gesänge singt das Meer in Ihrem Herzen? Erwecken Sie durch den Klang des Meeres den tiefen Widerhall Ihres gegenwärtigen Daseins zum Leben – das Leben, das Sie jetzt leben. Ist dies eine Zeit der Gelassenheit und des Friedens? Des Leidens? Der Herausforderung? Der Entwicklung? … Was suchen Sie in diesen Wassern? Heilung?

Läuterung? Klarheit? Erdung? Geduld? Integration? Frieden? …
Nehmen Sie sich all die Zeit, die Sie brauchen, um in den Wellen und dem fließenden Wasser einzutauchen. Sie wissen, dass die Geschenke, die Sie suchen, in Ihrem Herzen bereits gegenwärtig sind.

Kurzes Innehalten

Spüren Sie das Wunder und das Mysterium des Ozeans. Spüren Sie das Wunder und das Mysterium des Herzens. Spüren Sie das Wunder und das Mysterium *Ihres* Herzens. Sie werden alle von derselben Energie gespeist.

Und jetzt sehen Sie sich um. Es werden Ihnen viele Muscheln und Steine in allen Größen, Formen und Farben auffallen. Gehen Sie etwas herum, und wählen Sie sich eine Muschel oder einen Stein aus, der mit dem in Harmonie zu sein scheint, was Ihr Herz in diesem Augenblick Ihres Lebens sucht. Sie fühlen sich von einem in der Nähe befindlichen Objekt angezogen. Nehmen Sie es in Ihre Hand, und untersuchen Sie es – seine Struktur, Größe, Farbe, Form. Während Sie Ihre Sinne diesem Objekt öffnen, seien Sie aufmerksam gegenüber der Botschaft, die es für Sie bereithält. Nehmen Sie sich hierfür all die Zeit, die Sie benötigen.

Kurzes Innehalten

Begeben Sie sich jetzt an den Rand des Wassers. Sie können das Objekt ins Meer werfen – als eine Art Gebet und als Geste der Einheit mit dem Universum. Sie können dieses Meeresobjekt aber auch bei sich behalten.

Verweilen Sie einen Augenblick, spüren Sie den Wind, riechen Sie die Luft, hören Sie auf die Wellen, und schauen Sie auf das Wasser, in den Himmel und auf die Erde.

Wenn Sie sich dazu bereit fühlen, verlassen Sie den Meeresstrand, und gehen Sie allmählich zurück. Kehren Sie in diesem Raum zurück. Öffnen Sie langsam Ihre Augen.

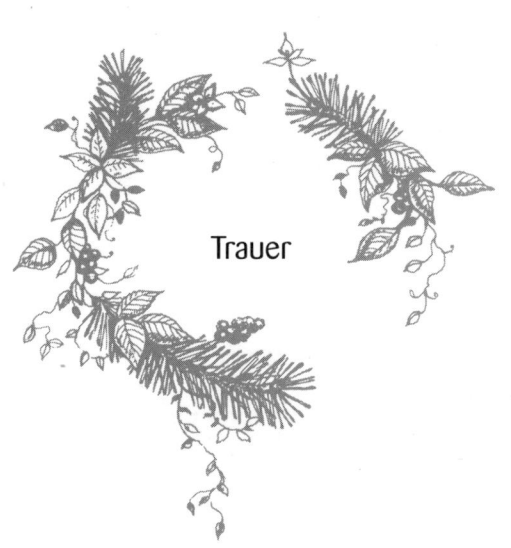

Trauer

56

Trauer

IHR MEDITATIONSFÜHRER: STEPHEN LEVINE

*„Man muss nicht den Tod eines geliebten Menschen
erfahren haben, um diese Reise nützlich zu finden.
Sie schafft Raum in unserem Herzen für Schmerz,
für unsere Heilung, für unser Leben."*

Einführung

Entlang des Weges der Heilung, der ins Herz führt, ist man aufgerufen, sich näher mit dem Thema Trauer zu befassen. Trauer ist der Kleister, der den Panzer um unser Herz zusammenhält. Wie ein gebranntes Kind schreckt der Geist davor zurück, das zu verlieren, was er am innigsten liebt. Wenn der Geist sich um seine Trauer herum zusammenzieht, scheint das Herz häufig ungemein begrenzt zu sein.

Manche Menschen glauben, sie würden nicht trauern. Das ist ein weiterer Aspekt unseres hartnäckigen Leugnens und eine weitere Selbstschutzmaßnahme. Manche Menschen sagen vielleicht: „Ich habe niemanden verloren – warum sollte ich trauern?" Wenn es nur so einfach wäre.

Die meisten Menschen halten Trauer für eine vorübergehende Traurigkeit, aber Trauer reicht viel tiefer. Jeder trauert. Jeder scheint irgendeine Art unausgewogener Kontrollliste gegenüber dem Leben zu führen, unerledigte Angelegenheiten. Unsere Vergangenheit und wir selbst sind nicht abgeschlossen, eine ermüdende Befangenheit, das vorherrschende Thema der unvollendeten Symphonie unseres geistigen Verlangens.

Unsere Trauer zeigt sich in Selbstverurteilung, in Furcht, in Wut, in Schuldgefühlen und Schuldzuweisungen. Sie ist die insistierende Gnadenlosigkeit uns selbst und einer Welt gegenüber, die wir nur selten in uns hineinlassen. Unsere Trauer ist unsere Furcht vor Verlust, unsere Furcht vor dem Unbekannten, unsere Angst vor dem Tod, unsere Angst vor dem, was uns hinter der nächsten Ecke erwartet. Trauer ist die Spur verbrannter Erde, die wir hinter uns herziehen, wenn das, was wir am innigsten lieben, unserer Reichweite, unserem Griff entzogen wird.

Auf einer subtileren Ebene kann man erkennen, dass die Neigung des Geistes, sich festzuhalten, zu klammern und zu verurteilen, ein alltäglicher Aspekt unserer Trauer ist. Ein Gefühl des „nicht Genug-seins", das sich zu verändern trachtet.

Die Reise

Suchen Sie sich eine bequeme Stelle in einem ruhigen Zimmer ... nehmen Sie sich einige Augenblicke Zeit, um es sich in dieser Stille gemütlich zu machen ... Konzentrieren Sie Ihre Aufmerksamkeit langsam auf die Mitte Ihrer Brust ... Sammeln Sie Ihr Bewusstsein an diesem Ort höchster Empfindsamkeit ... Achten Sie auf Anzeichen von Schmerz an dieser zentralen Stelle ... Besitzt Ihr mentales Verlangen eine körperlich schmerzende Eigenschaft?

Drücken Sie mit dem Daumen sanft auf diesen Punkt der Trauer und der Liebe ... Üben Sie auf diese Stelle allmählich Druck aus ... Spüren Sie das Brustbein, den Knochen unter Ihrem Daumen, als ob es sich um den Panzer über der Herzöffnung handelt. Als ob es das wäre, was so oft den Eingang zu unserer großmütigen Natur blockiert. Langsam, ohne Zwang, aber mit Güte und Ausdauer drücken Sie auf diese Stelle ... drücken Sie sanft, aber bestimmt. Lassen Sie den Schmerz in Ihr Herz dringen. Atmen Sie den Schmerz durch diese Stelle hindurch in Ihr Herz.

Hören Sie damit es zu verdrängen ... Drücken Sie es vielmehr hinein ... Lassen Sie es herein ... Atmen Sie diesen Schmerz durch Ihre Stelle der Trauer ... Drücken Sie beständig mit Ihrem Daumen, aber ohne Zwang, diesen Schmerz in sich hinein. Lassen Sie das Bewusstsein an diese Stelle der Empfindung in der Mitte Ihrer Brust hinein. Ein großmütiges Bewusstsein, das den Druck auf die Trauerstelle nutzt, um die über Jahre hinweg angesammelten Sedimente ungefühlter, unausgedrückter, unerforschter Gefühle zu entdecken. Es durchdringt die Erschöpfung unserer alltäglichen, normalen Trauer, die hart wie Stein zusammengepresst ist.

Drücken Sie in den Schmerz. Über den Widerstand des Lebens hinaus. Über die Furcht, den Selbstzweifel, das Misstrauen hinaus. Jenseits der Gefühle mangelnder Sicherheit. Jenseits all dessen, was sich daran klammert, nicht geliebt zu werden. Jenseits der abertausend Augenblicke, in denen Sie sich selbst aus Ihrem Herzen verbannt haben. Des Verurteilens, des Verlangens, des Zorns. Über die Jahre versteckter Trauer hinaus. Die Schuldgefühle und die geheimen Ängste und die unerwiderte Liebe, über die Sie mit niemandem gesprochen haben.

Lassen Sie nun endlich den Schmerz herein. Seien Sie großmütig gegenüber sich selbst. Lassen Sie den Schmerz herein. Lassen Sie nun endlich das Leben herein. Atmen Sie den Schmerz in Ihr Herz hinein. Über das Anklammern und den Panzer eines ganzen Lebens hinaus. Lassen Sie ihn herein. Lassen Sie ihn nun endlich herein.

Lassen Sie Ihr Herz auseinanderbrechen. All die Verluste, all die Verletzungen, all die Trauer eines ganzen Lebens sind hier abgeladen, Schicht für Schicht hält Sie vom Leben ab. Schließt Sie aus Ihrem Herzen aus. Drängen Sie hinein ... Atmen Sie es in Ihr Herz. Lassen Sie zu, dass Ihr Herz nun endlich all jene Teile Ihres Lebens erfährt, die Sie verdrängt haben. So wenig Raum in unseren Herzen für unseren Schmerz. Lassen Sie ihn herein. Empfangen Sie ihn mit Großmut, anstatt mit Furcht oder Verurteilung. Wiegen Sie Ihren Schmerz in Ihrem Herzen. Jeder Atemzug wiegt Ihren Schmerz mit.

Ziehen Sie jetzt mit jedem Atemzug all den Schmerz, den Sie so lange nicht fühlen wollten, in Ihr Herz. All die Überschriften, die wir zu verdrängen suchen. All die Nachrichten einer leidenden Welt. Die ganze Welt steht in Flammen – innerlich und äußerlich. So viel Hingabe an die brennende Glut unseres Verlangens und unseres Grauens. All diese hungernden Kinder mit aufgeblähten Bäuchen und wässrigen Augen. Die abertausend Fliegen, die sie auffressen wollen. All die Frauen, all die Männer, die missbraucht wurden und gerade in diesem Augenblick missbraucht werden. All das Leiden der Welt entfaltet sich in eben diesem Augenblick. All ihr Schmerz. All Ihr Schmerz.

Atmen Sie ihn ein ... Lassen Sie ihn herein. Ihre Kinder werden sterben. Und Ihre Enkel ... Atmen Sie es ein. Die Angst sagt Halt, aber Sie fahren langsam fort, voll der Güte für sich selbst und der tiefen Heilung. Drängen Sie sanft in die Angst hinein ... Sanft, aber bestimmt. Nicht als Bestrafung, sondern als Bereitschaft, sich jenseits der alten Schutzvorrichtungen und Fluchtwege zu begeben. Jenseits der alten Ängste. Seien Sie gnädig zu sich selbst. Lassen Sie diesen Schmerz, dem Sie zu entkommen suchten, in das Herz der Heilung eintreten. So viel Schmerz. So viele Ausdrucksformen. So viele Verstecke. Ein Leben voller Angst, voller Zorn, voller Misstrauen. Lassen Sie es herein ... Lassen Sie es herein. Es ist so schwer, mit einem Panzer zu leben, mit der Angst zu leben, unerreichbar für das Leben, für uns selbst. Üben Sie Großmut. Lassen Sie das zarte Herz all jene Teile von Ihnen empfangen, die sagen, es sei allzu nachgiebig, sich selbst zu vergeben. Diesen grausamen, gnadenlosen, verurteilenden Geist. Diese kalte Gleichgültigkeit gegenüber dem Leiden der anderen und unserem eigenen Leiden. Lösen Sie diese Trauer in dem sich öffnenden Herzen auf.

Atmen Sie alles in Ihr Herz. Dort schmilzt es. Lassen Sie es schmelzen. Lassen Sie es heilen. Lassen Sie uns mit unserem Leben fortfahren. All der Schmerz dieser Welt, all die Angst dieser Welt. All die Augenblicke, in denen wir uns selbst gehasst haben. All die Augenblicke, in denen wir uns wünschten, tot zu sein, mit einem Panzer um unsere Brust, schmelzend. All die Zeiten, in denen wir nicht sagen konnten, was wir sagen wollten, weil wir Angst davor hatten, nicht geliebt zu werden. All die Augenblicke, in denen wir uns gefragt haben, was Liebe eigentlich ist. All die Augenblicke, in denen wir enttäuscht waren, dort, in der Mitte unserer Brust. So viel Anklammern. Atmen Sie diesen Schmerz in Ihr Herz … Lassen Sie ihn herein … Lassen Sie ihn herein. Jeder Atemzug trägt den Schmerz durch die Trauerstelle und geradewegs ins Zentrum unseres Herzens.

Soviel Raum in unserem Herzen für unseren Schmerz, wenn wir den Panzer und den Widerstand loslassen … Es ist schwierig, sich dem Trauerschmerz in unserem winzigen Körper zu öffnen, in unserem zerbrechlichen Geist, also atmen Sie ihn in Ihr gewaltiges Herz. Dieses Herz der Gnade trinkt von unserem Schmerz. Lassen Sie ihn herein. All die Angst, dass wir vor Gottes Augen weniger als gut seien, dass wir nicht geliebt würden … Atmen Sie sie herein. All die Befürchtungen, dass wir die Gnade verloren hätten, dass wir verflucht seien und ungeliebt, alles, was wir genau hier in unserer Trauerstelle halten … Atmen Sie sie herein … Atmen Sie es herein.

Ein Leben voller Schmerz … Atmen Sie es herein. Drängen Sie es in diese Stelle hinein.

Achten Sie darauf: wie ein Teil Ihrer Trauer dadurch entsteht, dass Sie versuchen, die Trauer unter Kontrolle zu halten. Diese Gnadenlosigkeit, mit der wir uns wiederholt selbst zurückweisen. Dieser häufig so rücksichtslose Geist, dieses ängstliche Kind, das wir in uns tragen. Seien Sie großmütig gegenüber sich selbst. Lassen Sie es in Ihr Herz. Lassen Sie Ihr Herz nun endlich auseinanderbrechen … Lassen Sie es herein. Unsere Eltern sterben. Der Mensch, den wir lieben, stirbt. Unsere Kinder sterben.

Alles, was wir kennen, verändert sich ständig. Unaufhörlich werden wir geboren und gehen auf den Tod zu. Die Menschen, die wir am meisten lieben, werden bisweilen leiden. Wir können gar nichts tun, um sie vor ihrem Schmerz zu bewahren. Diese Welt ist manchmal so grausam ... Atmen Sie es ein ... Lassen Sie es herein. Manchmal töten sich die Menschen, die wir lieben, selbst. Sie können den Schmerz nicht länger aushalten, sie können nicht durch den Panzer hindurch zu der direkt darunter liegenden Heilung gelangen. Aber Sie schaffen den Weg hindurch ... Drängen Sie in diese Stelle. Diese Trauerstelle im Herzzentrum ... Lassen Sie den Schmerz oder die Trauer herein. Wie lange noch wollen Sie sich Ihrem Leben entziehen?

So viel von uns selbst ist verdrängt. So viel Scham und Rücksichtslosigkeit. All die Ürte, an denen wir uns selbst nicht vergeben wollen. All die Orte, an denen wir machtlos sind. Die Verzweiflung, die Hilflosigkeit, atmen Sie sie ein ... Atmen Sie alles ein ... Lassen Sie den Schmerz vom Atem zu Ihrem Herzzentrum tragen. Das Herz hat Raum für alles ... Lassen Sie ihn herein. Seien Sie gnädig zu sich selbst. Lassen Sie den Schmerz trotz der Angst herein.

All die Augenblicke, in denen wir nicht geliebt wurden und in denen wir nicht geliebt haben. All die Teile von uns selbst, die wir eiskalt missachtet haben. Betrachten Sie jetzt mit Großmut die Trauerstelle, und ziehen Sie sie warm in das heilende Herz. All die Grausamkeit gegen sich selbst. All unsere mangelnde Bereitschaft, uns selbst zu lieben. All unsere Verurteilungen. Jeder Atemzug bringt alte Gedanken ins Herz, schmilzt sie in der Umarmung solcher Großmut und Fürsorge. Die Angst schmilzt. Der Zweifel schmilzt. Der Panzer bricht auseinander und legt den leuchtenden Wirbel des Herzzentrums frei. Unsere schimmernde Natur, die jenseits unseres Schmerzes entdeckt wird. Das Gefühl des Verlustes flimmert durch seine Ungeheuerlichkeit.

Jeder Atemzug zieht Dankbarkeit herein für die Augenblicke, die wir mit jenen teilten, die wir geliebt und verloren haben. Und Dankbarkeit für das Mysterium der Verbindung. Die Ängste eines ganzen Lebens schmelzen im Herzen ... Drängen Sie ganz sanft hinein ... Atmen Sie diese heilende Gnade direkt in Ihr Herz ein. Eine enorme Energie ... Lassen Sie sie herein ... Lassen Sie diese Energie in Ihr Herz ... Ziehen Sie die Schatten ans Licht. Der Panzer löst sich auf. Die Trauerstelle löst sich dort auf: wo sie das Herz berührt. Eiskalte Gefühle werden weich. Lösen sich zu liebevoller Güte Bringen das verlorene Kind nach Hause. Das Herz umarmt den Geist mit dem sanften Atem der Gnade und der zärtlichen Berührung der Vergebung. Wenn der Trauerpunkt zum Herzpunkt wird, fängt der Körper an zu summen. Spüren Sie, wie die Zellen wie ein trockener Schwamm diese Gnade und diese tiefe Güte aufsaugen.

Wenn der Trauerpunkt seinen Schmerz dem Herzen übergibt, schweben die schmerzvollen Inhalte in die Geräumigkeit der Großmut und des Bewusstseins. Die Gefühle der Trennung werden zunehmend zu einem Gefühl der Untrennbarkeit vom geliebten Menschen, von uns selbst. Nehmen Sie Ihre Hand nun ganz langsam von dieser Trauerstelle, legen Sie Ihre Hand in den Schoß ... Nehmen Sie den Druck von dieser Stelle weg. Achten Sie darauf: dass es da eine Öffnung zu geben scheint, dort, wo der Schmerz zu sitzen pflegte ... Sie können den Berührungspunkt des Herzens spüren, wenn Sie Ihre Hand wegnehmen ... Atmen Sie aus diesem Punkt ein und aus. Dies ist der Atem des Herzens. Lassen Sie das Bewusstsein des Stromes zwischen der Welt und Ihrem Herzen zu Ihrem ständigen Begleiter werden. Machen Sie den Schmerz, der Ihre Aufmerksamkeit auf das Herz zog, zur Einführung in die Heilung, für die Sie geboren wurden.

Mögen alle Wesen frei sein von Schmerz. Mögen alle Wesen das geräumige Herz auf den schmerzenden Geist konzentrieren. Mögen alle Wesen die Freude ihrer großartigen, unsterblichen Natur erkennen.

Aus „Guided Meditations, Explorations and Healings" von Stephen Levine © 1991 und 2001. Mit freundlicher Genehmigung von Doubleday, einem Unternehmen der Bantam Doubleday Dell Publishing Group, Inc.

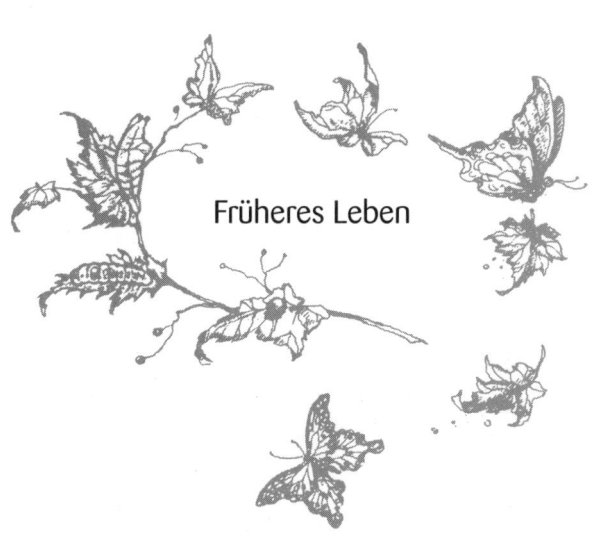

Früheres Leben

57
Zufriedenheit

Ihr Meditationsführer: Richard J. Palmer

„Ich verwende diese Reise zur Rückführung meiner Patienten und Patientinnen, um in ihrer Vergangenheit das wiederzufinden, was sie verloren haben beziehungsweise an das sie sich nicht mehr erinnern können."

Einführung

Sie sollten bequem sitzen. Die Patienten haben ein einleitendes Interview hinter sich und sind bereit zur Hypnose. Stellen Sie die Beine flach auf den Boden, nicht überkreuzt, die Hände neben Ihrem Körper. Richten Sie Ihre Aufmerksamkeit auf einen Punkt an der Decke oder auf ein Objekt in Ihrer Hand, am oberen Rand Ihres Blickfelds.

Konzentrieren Sie Ihre Aufmerksamkeit auf einen Punkt an der Wand. Lassen Sie alle Anspannung Ihrer Tagesaktivitäten aus Geist und Körper strömen – denken Sie an gar nichts. Während Sie jetzt auf diesen Punkt starren, merken Sie, wie sich Ihre Augen schließen oder den Konzentrationspunkt verlieren. Nehmen Sie einen vollen, tiefen Atemzug, atmen Sie aus, und entspannen Sie sich. Noch einen tiefen Atemzug. Atmen Sie wieder aus, und spüren Sie, wie Sie sich entspannen und loslassen. Zählen Sie von fünf bis eins. Ihre Augen werden schwer und schläfrig und schließen sich bei der Zahl eins.

5: Ihre Augenlider entspannen sich, werden schlaff, locker und schwer.
4: Die schweren Augenlider wollen sich jetzt schließen. Sie entspannen sich und werden schwerer und schwerer, entspannen sich, werden schlaff und schwer.
3: Jedes Blinzeln ist ein Zeichen dafür, dass Ihre Augenlider jetzt bereit sind, sich zu schließen. Sie werden schwer, schlaff und locker.
2: Schwer, sie schließen sich, schließen sich, schließen sich …
1: Die Augen sind geschlossen, schlafen Sie tief!* Entspannen Sie sich jetzt immer tiefer.

Die Reise

Sie befinden sich jetzt in dem friedlichen Zustand der Entspannung. Sie gelangen an einen wunderbaren Ort namens „Zufriedenheit". Auf dieser Reise werden Sie sicher und gesund bleiben. Sie gehen einen Schritt hinter die physikalischen Grenzen, innerhalb derer wir leben. Sie gehen zu einem Ort der Heilung, einem Ort des Verstehens, einem Ort der Entspannung, einem Ort der Weisheit. Dieser Ort heißt „Zufriedenheit". Um ihn zu erreichen, müssen Sie zuerst ein Gebäude namens „Rampenlicht" betreten. Dieses Gebäude ist einzigartig, denn es hat fünf Stockwerke nach oben und fünf Stockwerke nach unten. Sie betreten die Eingangshalle dieses Gebäudes und bemerken, dass die Wände durchscheinend sind und ein warmes, glühendes Licht ausstrahlen. Es gibt eine Unmenge herrlicher Blumen und Gewächse, die gekonnt und ansprechend in der Eingangshalle verteilt wurden. Sie fühlen sich

---

Auf den Befehl „Schlafen Sie tief", schnippen Sie laut mit den Fingern – das ist die „Schock-Umwandlung" und vertieft den Trancezustand. Als Alternative dient eine feste Berührung der Stirn oder Schulter demselben Zweck. Unmittelbar darauf sollte eine Vertiefungstechnik folgen.

sofort wohlig und entspannt. Am anderen Ende der Eingangshalle lesen Sie die Worte „Treppe nach unten". Sie gehen hinüber und steigen die Treppe hinunter, tiefer und immer tiefer. Auf Ihrem Weg nach unten nimmt Ihre Entspannung immer mehr zu. Sie merken, dass Sie sich auf diese Reise freuen.

Sie gelangen an den Treppenabsatz des vierten Stockwerks. Es ist kein Mensch hier, und alles ist sehr still und friedlich. Sie fühlen sich, als ob eine schwere Last von Ihren Schultern genommen sei, während Sie tiefer und immer tiefer in eine völlige Entspannung gleiten. Sie gehen zum Ende des Treppenabsatzes und steigen die nächsten Stufen hinab. Tiefer, tiefer und immer tiefer gehen Sie, immer tiefer in die Gelassenheit. Sie fühlen sich jetzt sehr friedlich und erreichen den dritten Stock. Das Licht auf dem Treppenabsatz leuchtet weich, warm und glühend, und Sie fühlen sich ausgezeichnet. Sie setzen Ihre Reise nach unten fort. Sie schreiten die Treppe zum nächsten Stockwerk hinunter. Sie gelangen immer tiefer.

Es liegt eine beruhigende Wärme in der Luft, und Sie fühlen sich immer entspannter. Sie erreichen jetzt den zweiten Stock. Sie fühlen sich sehr entspannt und zufrieden. Sie fühlen sich hervorragend und freuen sich auf das Ende Ihrer Reise. Nur noch ein Stock liegt vor Ihnen. Es fühlt sich beinahe so an, als ob Sie zum Ende des Absatzes schweben. Sie steigen die Treppen bis zum letzten Stock hinunter. Sie gehen immer weiter hinunter und immer weiter, bis Sie schließlich im ersten Stock ankommen. Sie sehen ein Schild an der Wand mit der Aufschrift „Eingang zur Zufriedenheit". Sie treten ein und befinden sich in einem Raum mit einem weichen, gedämpften, bläulichen Licht. Sie stehen in diesem Raum und hören die Klänge einer mysteriösen Melodie, die leise an Ihre Ohren dringt. Mitten im Raum steht eine Liege. Sie gehen hinüber, legen sich hin und geraten in einen immer tieferen Zustand der Entspannung. Sie treiben und schweben in einen immer tieferen und tieferen Zustand der Entspannung. Eine Stimme spricht zu Ihnen.

Sie haben jetzt die Welt des Unterbewusstseins betreten. Die Treppe, die in den Raum der Zufriedenheit führte, hat Sie tief in Ihr Unterbewusstsein geleitet, in dem all Ihre Gedanken gelagert sind. Hier werden Sie alles finden, was Sie jemals erlebt haben. All Ihre Erinnerungen vom Embryo bis zum gegenwärtigen Augenblick.

Dieses Zimmer der Zufriedenheit ist ein langer Raum mit Regalen ringsum. Auf diesen Regalen liegen Ihre Gedanken. Die Gedanken der jüngsten Vergangenheit liegen nahe beim Eingang und sind leicht zu finden. Für die Gedanken, die zeitlich weiter zurückreichen, die in den hinteren Bereichen Ihres Gedächtnisses gespeichert sind, müssen Sie immer tiefer in den Raum hinein. Gehen Sie sorgfältig vor, und lassen Sie sich Zeit. Sie werden finden, was Sie suchen. Wir fangen jetzt mit dieser Frage an:

(Stellen Sie eine angemessene Frage. Wenn Ihre Frage beantwortet wurde, wenden Sie den folgenden Tranceabschluss an.)

Sie verlassen jetzt diesen Raum. Wenn Sie den fünften Stock erreicht haben, sind Sie ins Wachbewusstsein zurückgekehrt. Gehen Sie jetzt los, mein Freund. Sie sind jetzt ein (Nichtraucher … jemand, der gelernt hat, vernünftig zu essen) oder welches Problem auch immer Sie gelöst haben. Sie erheben sich von Ihrer Liege und verlassen den Raum der Zufriedenheit. Steigen Sie jetzt langsam den ersten Treppenabsatz hoch. Kehren Sie allmählich in den Zustand des Wachbewusstseins zurück, und fühlen Sie sich herrlich. Sie erreichen den zweiten Treppenabsatz, und Ihr Schritt wird schneller. Sie fühlen sich in jeder Hinsicht vollkommen: körperlich, mental und emotional ruhig, gelassen und zuversichtlich. Sie erreichen den dritten Treppenabsatz und spüren eine Welle der Energie. Sie sind sich Ihres Körpers immer mehr bewusst. Alle Ihre Sinne sind lebendig und aufgeschlossen. Sie eilen den vierten Treppenabsatz hinauf. Ihre Augen öffnen sich, und Ihr ganzer Körper fühlt sich erfrischt und entspannt an. Es geht Ihnen wunderbar. Sie steigen nun den fünften und letzten Treppenabsatz hoch. Sie sind hellwach. Ihre Augen sind offen und von funkelnder Klarheit. Wie fühlen Sie sich?

58
Rückführung in frühere Leben

Ihr Meditationsführer: Arthur Cataldo

„Den meisten Menschen helfen Rückführungen,
eine bestimmte Beziehung, ein Verhaltensmuster oder einen
körperlichen Zustand zu verstehen."

Einführung

Das ist die Skelettversion einer Rückführung. Alles, was geschieht, wenn der Rückgeführte in einer anderen Zeit landet, wird durch die Bedürfnisse des Individuums diktiert. Es ist überaus wichtig, hier flexibel zu sein. Den meisten Menschen helfen Rückführungen, eine bestimmte Beziehung, ein Verhaltensmuster oder einen körperlichen Zustand zu verstehen. Sobald der Rückgeführte den Ursprung dieses Zustands, dieses Musters oder dieser schwierigen Beziehung versteht, kann er seine emotionale Reaktion darauf (das karmische Gepäck, das wir in künftige Leben mitnehmen) verändern, indem er sich selbst und den anderen Beteiligten vergibt. Das hervorgerufene Material kann allerdings stark emotional sein.

Wenn Sie daher nur ungern jemanden durch diese kraftvollen Emotionen leiten wollen, überlassen Sie diesen Vorgang am besten jenen Rückführungsspezialisten, die auch beratende und psychotherapeutische Kenntnisse besitzen. Hellseherische Fähigkeiten sind ebenfalls nützlich, um den Rückzuführenden über eventuelle tote Punkte hinwegzuhelfen.

Die Reise

Setzen Sie sich oder legen Sie sich hin. Machen Sie es sich bequem; ziehen Sie Ihre Schuhe aus; die Beine nicht überkreuzt. Schließen Sie Ihre Augen. Nehmen Sie einen tiefen Atemzug ...

Atmen Sie aus. Nehmen Sie noch einen tiefen Atemzug. Konzentrieren Sie sich auf Ihr Herz und auf Ihren Solarplexus, und spüren Sie an diesen Stellen Ausgeglichenheit und Harmonie ...

Nehmen Sie noch einen tiefen Atemzug, atmen Sie Frieden, Licht und Liebe ein ... und atmen Sie körperliche Spannung aus allen Teilen Ihres Körpers aus. Lassen Sie sie aus Ihren Händen, Füßen und aus Ihrem Scheitel herausfließen ...

Kurzes Innehalten

Gestatten Sie Ihrem Atem seinen natürlichen Rhythmus, und sprechen Sie: „Geliebte Muttergöttin/geliebter Vatergott, ich bitte dich, vom Licht des Heiligen Geistes erfüllt, umgeben und beschützt zu werden. Ich bitte dich, mich nicht nur auf der Erde, sondern auch in der Sphäre der Absoluten Wahrheit leben zu lassen. Ich bitte dich, dieser Seele das, was sie zu dieser Zeit am stärksten braucht, zu geben. Ich bitte dich, dass wir uns als Kanäle des Lichtes, der Liebe, der Wahrheit, der Heilung und des Segens zusammenschließen. Ich stehe hier und glaube. Ich danke dir, Mutter/Vater."

Mit Ihrem nächsten Atemzug stellen Sie sich vor, wie ein Strahl weißen Lichts durch Ihre Fußsohlen dringt und Ihre Füße entspannt ...

Sie sehen und spüren, wie diese entspannende Energie durch Ihre Knöchel steigt, Ihre Knöchel mehr und immer mehr entspannt ...

Jetzt sehen und spüren Sie, wie die entspannende Energie zu Ihren Waden wandert und diese sich tief und angenehm entspannen ...

Jetzt sehen und spüren Sie, wie die entspannende Energie zu Ihren Knien und Schenkeln aufsteigt, möglicherweise angenehme Empfindungen der Schwere und Wärme während sich die Muskeln Ihrer Beine mehr und immer mehr entspannen ...

Jetzt sehen und spüren Sie, wie die entspannende Energie zu Ihren Hüften aufsteigt, zum Gesäß und zu den Genitalien. Sie spüren, wie sich diese Muskeln vollkommen entspannen ...

Sie sehen und spüren, wie die entspannende Energie zum unteren Teil Ihres Rückens und zu Ihrem Bauch wandert. Achten Sie darauf: wie Ihre Atmung tiefer wird, wenn sich die Muskeln Ihres Bauches entspannen – tiefer und immer tiefer entspannen – während die entspannende Energie zu Ihrem Magen und dem mittleren Teil Ihres Rückens aufsteigt. Und während sich die Muskeln Ihres Rückens entspannen, sinken Sie sanft und weich in die Couch ein (beziehungsweise in Oberfläche, auf der Sie sich ausruhen) Sie fühlen sich sicher, beschützt und völlig getragen, während die entspannende zu Ihrem Brustkasten und den Schulterblättern aufsteigt ...

Die entspannende Energie strömt über Ihre Schultern, die daraufhin absacken und herunterhängen. Die entspannende strömt Ihre Arme hinunter und entspannt Ihre Oberarme,

Ihre Ellbogen, Ihre Unterarme, Ihre Handgelenke, Ihre Hände und sogar Ihre – tief und angenehm entspannt ...

Jetzt sehen und spüren Sie, wie die entspannende Energie zu Ihrem Hals aufsteigt und alle Muskeln Ihres Nackens und Halses entspannt.

Achten Sie darauf: wie sich Ihr Hals öffnet, wenn sich Ihre Nackenmuskeln entspannen. Sogar die Muskeln unter Ihrer Zunge werden tief und angenehm entspannt ...

Und jetzt sehen und spüren Sie, wie die entspannende Energie aufsteigt, um die Muskeln Ihrer Nase, Ihrer Wangen, Ihrer Augen, Ihrer Brauen und sogar Ihrer Kopfhaut zu entspannen ...

Alle Ihre Muskeln sind tief und entspannt und entspannen sich mit jedem Ihrer noch mehr.

Stellen Sie sich bei Ihrem nächsten Atemzug vor, wie sich Ihr Energiekörper ausbreitet, Zentimeter um Zentimeter, durch Ihre Fußsohlen hindurch. Ihr Wachbewusstsein weiß vielleicht nicht, wie es den Energiekörper ausbreiten kann, dafür weiß es Ihr Unterbewusstsein. Lassen Sie es jetzt das Steuer übernehmen und leicht und mühelos Ihren Energiekörper durch Ihre Fußsohlen ausbreiten ...

Kurzes Innehalten

Bringen Sie Ihren Energiekörper jetzt wieder auf normal zurück, und konzentrieren Sie sich auf den Unterschied zwischen dem Zustand der Ausbreitung und dem normalen Zustand der Kontraktion ...

Kurzes Innehalten

Stellen Sie sich jetzt vor, wie sich Ihr Energiekörper durch Ihren Scheitel ausbreitet, erneut Zentimeter um Zentimeter ... und nun bringen Sie Ihren Energiekörper wieder zurück zum Normalzustand ...

Jetzt blasen Sie Ihren Energiekörper wie einen Ballon auf: der immer größer wird, immer leichter, immer breiter. Blasen Sie Ihren Energiekörper auf, und füllen Sie mit ihm den ganzen Raum aus. Er wird immer größer, immer breiter, immer leichter. Er ist so leicht, dass er hochschwebt, durch die Decke, durch das Dach und schnell durch den Weltraum und wieder zurück zu dem Ort, an dem Sie derzeit leben ...

Kurzes Innehalten

Stellen Sie sich jetzt vor, wie Sie vor Ihrer Haustür herunterschweben. Strecken Sie Ihre Hand aus, und berühren Sie die Tür. Achten Sie darauf, ob sie sich rau oder weich, warm oder kalt anfühlt ...

Sie werden sich der Struktur und der Temperatur der Tür bewusst. Beschreiben Sie die Tür – welche Farbe hat sie, woraus besteht sie, was ist über der Tür, unter ihr, zu beiden Seiten? Gibt es Fenster, Lampen, Pflanzen, Säulen? Beschreiben Sie alle herausstechenden Merkmale Glasfenster, Holzleisten, die Farbe des Türknaufs ...

Kurzes Innehalten

Schweben Sie jetzt zum Dach Ihres Hauses hinauf; sehen Sie sich in alle Richtungen um; seien Sie sich aller Geräusche bewusst, die Sie hören; achten Sie auf alle Empfindungen, wie beispielsweise die Temperatur der Luft, die Brise in Ihrem Gesicht und das Gefühl des Daches unter Ihren Füßen. Beschreiben Sie alles, was in Ihr Bewusstsein dringt ...

Kurzes Innehalten

Schweben Sie jetzt noch höher, bis Sie ungefähr einen Kilometer weiter oben auf einer weißen, flauschigen Wolke landen ...

Ist es Tag oder Nacht?

Wenn es Tag ist, lassen Sie es Nacht werden (oder umgekehrt), und sagen Sie laut, dass Sie dies getan haben.

Jetzt drehen Sie den Vorgang wieder um ...

Wenn es jetzt ist, lassen Sie ihn so; wenn es Nacht ist, machen Sie sie zu strahlendem Tageslicht ...

Wer lässt es Nacht und Tag werden? (Warten Sie auf Antwort.)

Genau. Sie sind das. So wie Sie die Kontrolle über Helligkeit und Dunkelheit haben, besitzen Sie auch die Fähigkeit, in der Zeit vor und zurückzureisen. Dieser Ort, an dem Sie sich befinden, diese weiße, flauschige Wolke in einem Kilometer Höhe, ist Ihr Treffpunkt mit Ihren Lehrern und Führern, mit Ihrem Höheren Selbst, das Sie jetzt bitten, Sie in der Zeit zurückzuführen, zurück zu einer Zeit in diesem Leben oder einem anderen, in der Sie das verstehen können, was Sie verstehen wollen (welche Frage, Beziehung oder welchen Zustand auch immer das sein mag).

Während Sie nach unten schweben, schweben Sie zurück in der Zeit ...

Kurzes Innehalten

Ihre Füße berühren wieder den Boden. Sie sehen zu Ihren Füßen hinunter. Beschreiben Sie die Oberfläche, auf der Sie gelandet sind. Ist es Gras, Sand, Stein, Holz, Metall, Wasser ...? (Warten Sie auf Antwort.)

Was tragen Sie an Ihren Füßen? Schuhe, Sandalen, Stiefel, Mokassins? Vielleicht sind Sie barfuß? (Warten Sie auf Antwort.)

Sehen Sie sich jetzt Ihre Beine und den Rest Ihres Körpers an. Welche Kleidung tragen Sie? (Warten Sie auf Antwort.)

Sie wissen jetzt, wie alt Sie sind. Das Alter taucht plötzlich in Ihnen Sie vertrauen der Richtigkeit dieser Information, wie auch immer sie zu Ihnen gelangt ist. (Warten Sie auf Antwort.)

Sind Sie ein Mann/ein Junge oder eine Frau/ein Mädchen? (Warten Sie auf Antwort.)

Vielleicht wissen Sie auch Ihren Namen. Wenn Sie ihn jetzt nicht wissen, fällt er Ihnen sicher später ein. (Warten Sie auf Antwort.)

Sehen Sie sich jetzt um, und schauen Sie, ob es Bäume, Gebäude, Berge, Tiere oder andere Menschen gibt. Was ist um Sie herum? (Warten Sie auf Antwort.)

Auf dieselbe Weise wissen Sie, wo Sie sind, in welchem Land beziehungsweise in welchem Teil der Welt. (Warten Sie auf Antwort.)

Was spüren Sie? (Warten Sie auf Antwort.)

Reisen Sie jetzt in der Zeit weiter zurück oder auch weiter vor zu einem Augenblick, der Ihnen emotional in jenem Leben wichtig war, und beschreiben Sie, wo Sie sich befinden, was Sie tun, was Sie sagen, wer bei Ihnen ist und was Sie sehen, hören, fühlen und spüren.

Kurzes Innehalten

(An dieser Stelle werde ich von dem geleitet, was immer der Rückgeführte erzählt. Durch den gesamten Prozess hindurch leite ich auch Energie zu dem Rückgeführten, als mentale und emotionale Hilfestellung. Wenn dem Rückgeführten irgendetwas unklar ist, bringe ich ihn zurück zu der Wolke in einem Kilometer Höhe, wo er mit seinen Lehrern und Führern in Kontakt treten und Klarheit erlangen kann. An diesem Ort, so sage ich ihm, ist er auch frei von allen emotionalen Reaktionen.

Wir bewegen uns an dieser Stelle mehr oder weniger sequenziell durch das Leben, von einem emotionalen Höhepunkt zum nächsten, und beenden diesen Abschnitt mit dem Tod des Rückgeführten.

Zum Zeitpunkt des Todes sage ich:)

Beobachten Sie, wie sich Ihre Seele von Ihrem physischen Körper trennt. Und in diesem Zustand vollkommenen Bewusstseins sehen Sie auf dieses Leben zurück und achten darauf: ob irgendeine Beziehung oder irgendein Ereignis in irgendeiner Weise unvollkommen ist. Vielleicht klammern Sie sich immer noch an ein Schuldgefühl oder an einen Groll über etwas, das jemand sagte oder tat. Lassen Sie diese Szenen beziehungsweise diese Ereignisse in Ihr Bewusstsein treten, eins nach dem anderen. Wenn Sie bereit sind, diesem Menschen jetzt zu vergeben, einschließlich sich selbst (und normalerweise sind die Rückgeführten das an dieser Stelle), dann sehen Sie sie vor sich, und lassen Sie die Vergebung von Ihrem Herzen zu deren Herzen übergehen. Achten Sie darauf, was geschieht, wenn Sie das tun. (Warten Sie auf Antwort. Wiederholen Sie den Vorgang, wenn nötig.)

Kurzes Innehalten

Bitten Sie jetzt Ihre Lehrer und Führer, Sie wissen zu lassen, welchen Sinn jenes Leben hatte. Welche Lektionen sollten Sie lernen, und wie haben Sie sie gelernt? Lassen Sie diese Information zu sich gelangen, auf welche Art und Weise auch immer sie kommen will – in Worten, in Gedanken, in Bildern oder sogar in Symbolen. Vertrauen Sie der Richtigkeit dieser Information, welche Form auch immer sie einnimmt. (Warten Sie auf eine Reaktion.)

Kurzes Innehalten

Jetzt ist es Zeit, sich von Ihren Lehrern und Führern zu verabschieden. Sie wissen, dass Sie jederzeit wieder Kontakt zu ihnen aufnehmen können. Sie müssen dazu einfach Ihre Augen schließen, still werden und wieder hinaufschweben zu der flauschigen, weißen Wolke in einem Kilometer Höhe. Jedesmal, wenn Sie dies tun, wird es leichter und leichter, den Kontakt herzustellen.

Kurzes Innehalten

Langsam schweben Sie nach unten. Gleichzeitig reisen Sie in der Zeit nach vorn in diese Gegenwart, zurück in diesen Raum, zurück in dieses Zimmer und zurück in Ihren physischen Körper. Lassen Sie sich all die Zeit, die Sie brauchen, um Ihr Bewusstsein wieder ganz auf die Gegenwart zu richten. Wenn Sie bereit sind, öffnen Sie Ihre Augen.

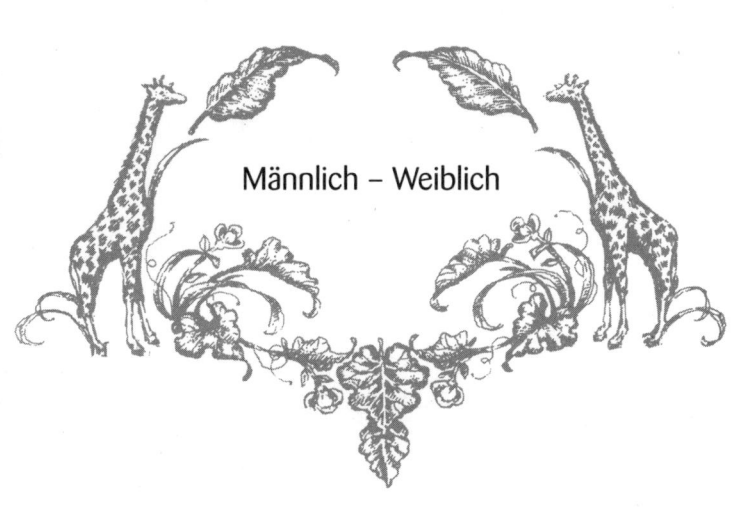

Männlich – Weiblich

59
Kontakt mit dem archetypischen Weiblichen

IHRE MEDITATIONSFÜHRERIN: DR. MARY ELLEN CARNE

„Ich setze diese Meditation ein,
um sowohl Frauen als auch Männern dabei zu helfen,
mit der essenziellen, weiblichen, archetypischen Energie
in ihnen selbst in Berührung zu kommen
und sich diese Energie ins Bewusstsein zu rufen."

Einführung

Von Anbeginn der Menschheit haben weise Frauen aller Zeiten die weibliche, kreative Kraft in Form der Großen Mutter angebetet. Die Große Mutter, die verehrte Schöpferin des Lebens, das archetypische Weibliche Prinzip hat viele Namen: Sophia, Lilith, Nut, Isis, Ischtar, Inanna, Diana, Hekate, Artemis, Selene, Demeter, Astarte, Hathor, Aphrodite, Kali, Bellona, Harmonia, Shin Moo, Rhea, Luna, Cybele, Trivia, Cerridwen, Gaia ... Jahrtausende vor der Geschichtsschreibung war das Weibliche Prinzip die Mondgöttin, die Schöpfende, die Spenderin des Lebens, die Spenderin der Weisheit, die Königin des Himmels.

Sie werden die nächsten Minuten damit verbringen, den Ort des Wissens in sich selbst zu betreten, um sich wieder mit Ihrem eigenen Wissen um das Weibliche Prinzip zu verbinden. Das Weibliche Prinzip war immer bei uns, aber das Ausmaß seiner Kraft war Tausende von Jahren versteckt, vergraben und verschleiert. Das Weibliche Prinzip, die Göttin kommt zu Frauen und Männern gleichermaßen und bringt ihnen alles, was für eine heilende Neugeburt nötig ist. Sie erscheint in Träumen, in einer

Vision oder einem intuitiven Funken, der durch Körper und Geist der Frauen strömt und ihnen Kraft gibt.

Die Reise

Durch Ihren Atem Sie sich jetzt zu diesem Ort des Wissens, dem Ort in Ihrem Innern, der das Weibliche Prinzip erkennt. Umgeben Sie sich mit einer Wolke aus warmen, schützenden Lichtstrahlen, einem Licht, das Sie selbst geschaffen haben und das Sie sowohl nährt als auch schützt. Sie entspannen sich mit jedem Atemzug mehr; Ihr Atem wird immer langsamer, immer tiefer und tiefer ...

Machen Sie sich den Wind bewusst, hören Sie ein leises Rauschen und Summen, das Ihnen sagt, dass das personifizierte Weibliche Prinzip hier ist. Spüren Sie, wie der Wind durch Ihren Geist und ihn von allen Gedanken reinigt, alle Ängste allen alle Wut, allen Zweifel. Lassen Sie den starken, reinigenden Wind über sich hinwegfegen und Sie langsam tief in die hintersten Winkel Ihrer Seele tragen, tief in die hintersten Winkel Ihrer Psyche, diesem uralten Ort des Wissens ...

Kurzes Innehalten

Lassen Sie den Wind Ihre Anstrengungen, Ihre Anspannung und Ihre Verwirrung auflösen und sie durch Entspannung und Empfänglichkeit ersetzen. Achten Sie darauf: wie sauber und klar Sie sich jetzt fühlen, wie überaus leicht und klar Sie sich fühlen, leicht genug, um einfach in einen Zustand der Entspannung zu schweben, beschützt und umhüllt von einem Kreis der Klarheit und des Lichtes ...

Jetzt bewegen Sie sich sanft und frei in eine mondbeschienene Grotte, eine herrliche Höhle, die mit Kristallen bedeckt ist, in denen sich Ihr eigenes, klares Licht widerspiegelt. In diesem heiligen und magischen Raum treffen Sie, wer immer oder was immer für Sie das Weibliche Prinzip darstellt. Lassen Sie diese

Vorstellung eine Form annehmen, welche Form auch immer Ihnen einfällt ...

Kurzes Innehalten

Jetzt hören Sie, wie die Verkörperung des Weiblichen Prinzips zu Ihnen spricht. „Ich bin die Mutter alles Lebenden, und meine Liebe ist über die Erde ausgegossen. Ich bin die Schönheit des grünen Planeten, des weißen Mondes unter den Sternen, das Geheimnis des Wassers und das Verlangen im Herzen der Frau. Spiegle dich in mir, wisse, dass ich in dir bin und immer in dir war. Ich bin Geist, mächtige Kraft, die Quelle der Liebe, die natürliche Weisheit, die Weisheit, die weiß, ohne zu wissen wie. Ich bin die Kraft des weiblichen Wissens, instinktiv und intuitiv.

Nehmen Sie sich einige Augenblicke Zeit, um mit diesem inneren Teil von sich zu kommunizieren, dieser uralten, weiblichen Weisheit. Bitten Sie sie, Ihnen zu sagen, wer sie ist und wie sie sich in Ihrem Leben offenbart oder was immer Sie von ihr wissen wollen. Nehmen Sie die Botschaft in der Form an, die sie einnimmt ...

Kurzes Innehalten

Sie wissen, dass Sie mit den tiefsten und ältesten Wurzeln der Weiblichkeit in Kontakt getreten sind, und Sie erkennen, dass Sie ein spirituelles Wesen berührt haben, das integraler Bestandteil Ihres Wesens ist. Geben Sie sich die Erlaubnis, die Kraft Ihres eigenen weiblichen Seins, des archetypischen Weiblichen Prinzips, wieder in Anspruch zu nehmen. Erkennen Sie dankbar an, was Sie soeben erhalten haben ...

Kurzes Innehalten

Tun Sie jetzt, was Sie tun müssen, um sich darauf vorzubereiten, diesen heiligen Ort zu verlassen. Sie wissen, dass Sie das Weibliche

Prinzip angerufen haben. Sie haben gesehen und gespürt, wie es sich in Ihrem eigenen Körper widerspiegelt. Sie haben das Weibliche Prinzip angerufen, dessen Energie wie die Energie einer Frau in den Zyklen der Erde und des Universums fließt. Sie haben das Weibliche Prinzip in sich angerufen und erkannt, das Weibliche Prinzip, dessen Kreis niemals unterbrochen wird und niemals verloren geht. Sie sind ein Teil dieses Kreises, wohin immer Sie gehen. Kehren Sie mit diesem Wissen, diesen Gefühlen und den Symbolen, die Sie erhalten haben, langsam und behutsam in dieses Zimmer zurück ... in Ihre eigene Zeit ... strecken Sie sich, und seien Sie hellwach.

60

Blumenmeditation

Ihre Meditationsführerin: Dr. Mina Jo Sirovy

„Frühling, ein Jasminstrauch und der Vollmond
haben mich zu dieser Meditation inspiriert."

Einführung

Ich setze diese Meditation bei Patientinnen ein, deren Selbstwertgefühl erhöht werden muss sowie bei Männern, die in Berührung mit ihrer weiblichen Energie treten müssen. Sie fördert das Bewusstsein des eigenen Bedürfnisses nach zärtlicher, liebevoller Fürsorge, hilft, Geduld mit dem sich entwickelnden Prozess zu haben, und ermutigt dazu, andere zu „berühren". Ich empfehle diese Imagination vor allem dann, wenn man nicht hinaus in die Natur kann oder wenn die Identifizierung mit einer Blume angeraten erscheint.

Die Reise

Atmen Sie tief, und setzen Sie sich mit geschlossenen Augen hin entspannen Sie sich, und konzentrieren Sie sich nach innen auf Ihren Atem. Machen Sie sich klar, dass Sie das einatmen, was die Pflanzen in diesem Zimmer ausatmen, und dass diese einatmen, was Sie ausatmen. Sie wissen, dass Sie eins sind mit der Natur, Sie atmen ein und aus und teilen dieselbe Luft.

Kurzes Innehalten

Wie Sie so in friedlicher Haltung akzeptieren Sie das Geschenk einer prachtvollen Blume in Ihre gefalteten Hände. Lassen Sie es eine Blume Ihrer eigenen Wahl sein, und achten Sie auf die Einzelheiten ihrer Blütenblätter, ihrer Farbe, ihres Duftes. Wenn sie Form annimmt, achten Sie auf die Art, wie sie sich entfaltet und wie lang der Stiel ist. Diese Blume symbolisiert Ihre eigene Persönlichkeit in all ihrer Pracht. Sie hat mit Sonnenschein, Regen und zärtlich liebevoller Fürsorge ihre Blüten produziert. Haben Sie Geduld mit dem Aufblühen, und sehen Sie die Schönheit in dieser Phase Ihres Lebens. Sie wissen, dass das Unglück (der hinsichtlich des Wachstums ein Segen sein kann. Machen Sie sich klar, dass Liebe (die Wärme der Sonne) das Blühen ermutigt. Als Hüterin dieser Blume sind Sie ihr und sich selbst Sanftheit und Respekt für ihre Schönheit schuldig und genügend Zeit, um zu wachsen und sich auszubreiten. Erkennen Sie dankbar das Kunstwerk eines höheren Schöpfers an, der auf jede Blume verschwenderisch Liebe ausschüttet und sie zu ihrer eigenen Vollkommenheit führt, ebenso wie ER/SIE das mit Ihnen getan hat. Freuen Sie sich an der Wirkung, die diese duftende Blume auf Sie ausübt. Vergleichen Sie sie mit einem Jasminstrauch, der immer an einem Ort bleibt, seinen Duft jedoch an Orte sendet, die die Blüten niemals sehen. So ist es auch mit Ihnen. Ihr Wesen strömt zu anderen aus, und Sie wissen nicht, wie viele Sie berühren.

Kurzes Innehalten

Atmen Sie tief die sanfte Kraft dieses herrlichen Stücks Natur ein, lassen Sie alle Zellen durchdringen werden von seiner Schönheit und Harmonie und Farbe. Identifizieren Sie sich mit Ihrer Blume. Sie wissen, dass auch Sie wieder und immer wieder erblühen können. Denken Sie an einige der Menschen in Ihrem Leben, die Sie lieben, und sehen Sie sie als Blumen. Nehmen Sie sich jetzt die Zeit, um diese Blumen zu sammeln und zu einem herrlichen Strauß zu binden.

Wenn Sie jedem wichtigen Menschen den Namen einer Blume verliehen haben, dann sehen Sie sich selbst in der Mitte dieses

Straußes, umgeben von Liebe und Schönheit. Wenn Sie erfüllt sind vom Wesen Ihres floralen Gebindes, kehren Sie langsam und anmutig zu dem Leben auf dieser körperlichen Ebene zurück, auf der Sie Ihre eigene herrliche Natur mit den Menschen teilen können, denen Sie begegnen.

61

Das Freisetzen von Beziehungen

IHRE MEDITATIONSFÜHRERIN: LISA ZIMMER

„Um spirituell voranzukommen, ist es wichtig,
offene Fragen mit anderen Menschen zu klären."

Einführung

Wenn Sie aus früheren Beziehungen noch ungelöste Probleme haben, wünschen Sie sich möglicherweise deren Lösung, um Ihr spirituelles Wachstum zu erhöhen. Eine solche Freisetzung erlaubt es Ihnen, loszulassen, voranzuschreiten und eventuell sogar sichtbare Veränderungen in existierenden Beziehungen wahrzunehmen.

Die Reise

Setzen Sie sich zuerst hin, lehnen Sie sich zurück, oder legen Sie sich bequem hin. Nehmen Sie einen tiefen, reinigenden Atemzug durch Ihre Nase, und atmen Sie durch Ihren Mund alle Angst und Anspannung aus. Lassen Sie Ihre Atmung sich selbst regulieren, und setzen Sie alle Anspannung frei, während Sie sich entspannen.

Sie befinden sich auf einem weichen, sandigen, weißen Strand bei Sonnenuntergang und gehen am Ufer entlang. Sie sind allein, außer einer Gestalt, die in weiter Entfernung auf Sie zugeht ...

Diese Gestalt kommt näher, und Sie erkennen, dass es jemand ist, mit dem Sie noch eine ungelöste Frage beziehungsweise ein Problem verbindet.

Kurzes Innehalten

Dieser Mensch steht jetzt etwa einen Meter vor Ihnen.

Sie sehen in seine Augen und halten ihn bei den Händen. Während Sie nach den Händen greifen, sagen Sie diesem Menschen, dass Sie ihn bedingungslos lieben.

Kurzes Innehalten

Sie sehen tiefer in die Augen dieses Menschen und spüren seine Gefühle und Emotionen …

Sie spüren, wie Sie von Mitgefühl und Liebe überwältigt werden, während Sie diesem Menschen für seine Reise alles Gute wünschen … Sie umarmen diesen Menschen und fühlen, wie Sie beide von Mitgefühl und Liebe überwältigt werden. Die Energie der Liebe lässt Sie diesen Menschen freigeben und ihm für seinen Weg alles Gute wünschen.

Auf Ihrem Weg am Strand entlang haben Sie das Gefühl, eine Leistung vollbracht zu haben, indem Sie die ungeklärten Fragen mit diesem Menschen gelöst haben. Sie sind sich der Wärme der Sonne, des Geräusches der tosenden Brandung und der Vögel, die über Ihren Kopf hinwegfliegen, deutlich bewusst. Ihre ganze Umgebung strahlt tiefen Frieden aus.

Öffnen Sie willentlich Ihre Augen.

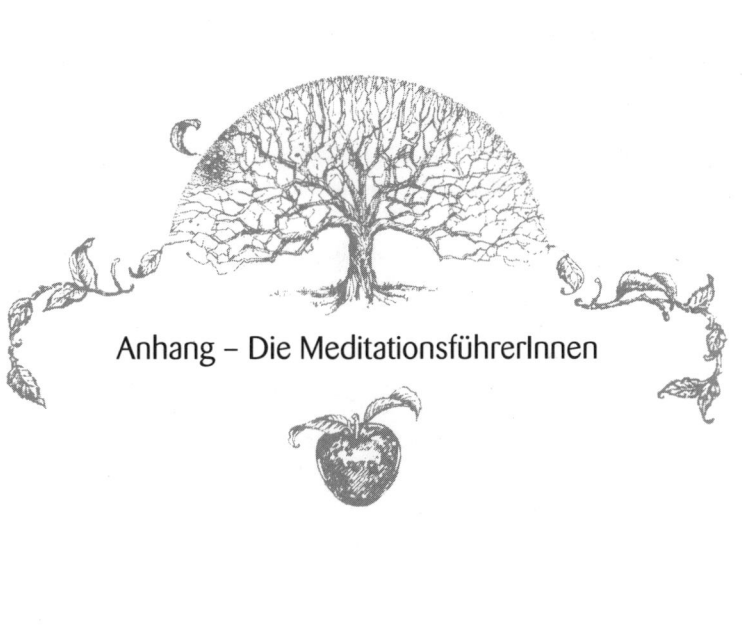

Anhang – Die MeditationsführerInnen

Die MeditationsführerInnen

Alexandre, Nancy, aus Naples, Florida, nennt sich selbst eine „Schülerin des Lebens". Sie hat bislang in den verschiedensten Dienstleistungsbereichen gearbeitet. (Garten des Herzens 165)

Bachtel, Liz, Holistikberaterin aus Westport in Massachusetts, ist Psychologin und setzt bei ihrer Arbeit häufig gezielte Imaginationen ein. (Zu Hause 143)

Bernhardt Dr., Roger, arbeitete als Psychoanalytiker und Hypnotherapeut in New York. Dr. Bernhardt war Chefpsychologe am New Jersey State Hospital und arbeitete als Psychologe am Administration Hospital in Buffalo, New York. Er hat an Universitäten in ganz Amerika gelehrt. (Selbsthypnose in 30 Sekunden 172)

Carnabucci, Karen, Therapeutin, setzt bei ihrer Arbeit mit den erwachsenen Kindern von Alkoholikern und aus nicht funktionierenden Familien auf die experimentellen Therapien Psychodrama, Familienskulptur und Imagination. (Weisheitstraum 52; Geschenke aus dem Garten 224)

Carne Dr., Mary Ellen, ist Masseurin, Stressmanagementberaterin und Lehrerin des Weiblichen Prinzips in Madison, Wisconsin. Sie lehrt auf experimentelle Weise, dazu gehören gezielte Imagination und das Teilen persönlicher Erfahrung durch Kunst, Musik, Bewegung und Gruppendiskussion. (Kontakt mit dem archetypischen Weiblichen 258)

Cataldo, Arthur ist anerkannter Hypnotherapeut, Reiki-Meister und Entdecker des Amanohuna-Heilsystems und führt in ganz Amerika Seminare zur persönlichen und intuitiven Entwicklung durch. (Rückführung in frühere Leben 248)

Clae, Chrystle, lebt als Astrologin, mediale Beraterin und Lehrerin in Seminole, Florida. Sie ist in Amerika eine bekannte Schriftstellerin zum Thema Metaphysik. (Der Delfin 190; Neumond 217)

Cooper, Madeleine, ist Klinikleiterin des Mojave Mental Health Instituts in Las Vegas im US-Bundesstaat Nevada. Sie erhielt ihre akademischen Grade an der Fordham University School of Social Work. (Die verzauberte Höhle 25)

Covatta, Annette, befasst sich schon ihr ganzes Leben lang mit den Künsten und persönlichen Wachstumsprogrammen. Sie hat an der Boston University ihren Doktor der Musikwissenschaften abgelegt.

Sie ist Gründerin und Leiterin einer Organisation, deren Aufgabe darin liegt, die Menschen durch die Verbindung von Körper, Geist, Seele und Verstand zum Erreichen ihres vollen Potenzials zu führen. (Die Saat des Winters 48; Gesänge des Meeres 231)

Dean, Janet, hat seit vielen Jahren die Parkinsonsche Krankheit, aber sie ist bewusst äußerst aktiv, und das hilft ihr, wie sie sagt, „Parkinson dort zu halten, wohin er gehört – außerhalb meiner Gedanken". (Die Parkinsonsche Krankheit 83)

Doucette, Janet, setzt gezielte Imagination und interkulturelle Heilungstechniken in Workshops und Selbsthilfegruppen ein, um die Teilnehmer und Teilnehmerinnen in die Lage zu versetzen, ihr Höheres Selbst zu erfahren. Ein tief greifendes Nahtoderlebnis vermittelte ihr das Bewusstsein für die Fähigkeit, sich selbst zu heilen. (Den Berg erklimmen 137; Begegnung mit dem Schattenselbst 146)

Escott, Margot, ist Sozialarbeiterin mit einer eigenen Praxis. In ganz Amerika leitet sie Workshops zu den Themen „Die heilende Kraft des Humors", „Die Entdeckung des Inneren Kindes durch Spiel" und „Erfolgsvisualisierung" entwickelt und auch geleitet. Margot Escott half ebenfalls bei der Entwicklung des „Humorwagens" am Naples Community Hospital. (Tiermeditation 162; Spielen 220)

Fisher, Pauline M. A., ist Erzieherin in therapeutischer Bewegung und Stressmanagementberaterin. Als Gründerin der *MOVING EXPERIENCE* (Bewegungserfahrung) hält sie und Seminare in den Staaten und Kanada. (Konstruktive Ruhepause 20; Entspannung 34)

Goodman, Shdema, lebt als praktizierende Psychologin in Livingston, New Jersey. Sie hält weltweit Vorlesungen, führt Workshops durch und ist die Autorin der Bücher „Babaji – Meeting With Truth" und „Come to Life". (Selbstheilung 88)

Goulet, Rodney L., ist ausgebildeter Hypnotherapeut und hat bei Gil Boyne an der Los Angeles School of Hypnosis studiert. Er hat sich anschließend auf Gewichtskontrolle spezialisiert. (Bereicherung des Selbstwertgefühls 168)

Harn-Wagner, Nancy. Visionskünstlerin und Schriftstellerin von Beruf, lebt in Clearwater, Florida. (Ein Waldspaziergang 116; Zum Adler werden 188)

Henrion, Kay, ausgebildete Krankenschwester und Pflegerin aus Naples, Florida. Sie hat sich auf holistische Gesundheitsberatung spezialisiert und bietet Seminare an. (Eine Wiese voller Farben 32)

Hilpert, Doris, überlebte Gebärmutterkrebs im letzten Stadium diagnostiziert und überlebte über alle Erwartungen hinaus. Doris Hilpert übte täglich intensive Heilungs- und Meditationsvisualisierungen. (Die magische Wäscheleine 80)

Kern, Jack, der sich selbst einen „ständig Suchenden" nennt, ist seit der Gründung im Jahre 1968 Pfarrer der Unity Church in Naples, Florida. Der ehemalige Geschäftsmann wirkt als Pfarrer, anfangs in Boston und St. Louis. (Teich im Wald 196)

Kenyon, Tom, hat seinen Magister in Psychologischer Beratung an der Columbia Pacific University erhalten und führt eine psychotherapeutische Praxis in Chapel North Carolina. Er ist Gründer und Leiter der Abteilung für Forschung und Entwicklung der Accoustic Brain Research Inc., einem führenden Unternehmen in der psychoakustischen Forschung. Die Psychoakustik untersucht den Einfluss von Geräuschen, Sprache und Musik auf das Gehirn und auf das menschliche Verhalten. Tom Kenyon ist auch der Begründer der Body/Mind Reeducation™ (Umerziehung von Geist und Körper), einer Form der raschen Transformation, die von Therapeuten und Fachärzten eingesetzt wird. Tom Kenyon führt darüber hinaus Seminare zur Vergrößerung des menschlichen Potenzials in den Vereinigten Staaten und in Asien durch. (Bilderfluss 178; Entwicklung der Visualisierung 184)

Levine, Stephen ist ein erfolgreicher und vielgeschätzter Poet und Meditationslehrer. Mitte der siebziger Jahre arbeitete Stephen Levine mit Ram Dass („Grist for the Mill", 1976) und lehrte Meditation im kalifornischen Strafvollzugssystem. In den darauffolgenden Jahren führte er Workshops durch und lernte von Todkranken das Bedürfnis nach tieferen Ebenen der Heilung sowie die tiefe Freude am Dienst („A Gradual Awakening", 1979). 1979 begann er, zusammen mit seiner Ehefrau Ondrea Workshops zu lehren. Als Mitglieder des Direktoriums des Hanuman Foundation Dying Project (einem Projekt für Sterbende, gefördert von der Hanuman Stiftung) dienten sie weiter Sterbenskranken und jenen, die durch deren Verlust betroffen waren. Ihre gezielten Meditationen zur Heilung von Trauer, schweren emotionalen Problemzuständen, sexuellem Missbrauch und subtileren Formen, mit Leben und Tod fertig zu werden, ließ ihnen internationale Anerkennung zuteilwerden („Healing into Life and Death", 1987). Auf deutsch sind von Stephen Levine erschienen: *SEIN LASSEN,*

Kamphausen 1997. *Wer stirbt?*, Kamphausen 1997. (Der weiche Bauch 90; Liebevolle Güte 227; Trauer 236)

Martin, Loryn C., Lehrerin, Therapeutin, Heilerin, Medium, Schriftstellerin und Künstlerin aus Colorado Springs, Colorado. Sie hält seit ihrem 19. Lebensjahr Vorträge und Vorlesungen. (Transformation 151)

Mitchell, Geneva B., Gründerin und Direktorin des New Image Hypnosis Center in Albuquerque New Mexico. Sie ist eine engagierte und motivierte Hypnotherapeutin mit vielen Interessen, darunter die Schriftstellerei und öffentliche Reden. (Das glückliche Innere Kind 213)

Moen, Larry, ist der Herausgeber der Reihe „Meditationen zur Transformation". Er befasst sich seit mehreren Jahren mit dem Studium und der Ausübung von gezielten Imaginationen. Aufgrund dieser Arbeit erlebte er tief greifende persönliche Veränderungen, und er verpflichtete sich, sein Wissen mit anderen zu teilen. (Heilende Sterne 71; Die friedliche Leere 124; Die Furcht loslassen 201; (Bettnässen 174)

Munly, Marjorie Michael, aus Arlington, Virginia, ist Erzieherin und eine Pionierin des Friedens und der Bewusstseinserziehung an Schulen (für Lehrer und Schüler) und unterrichtet Meditation. (Ein friedlicher Arbeitsplatz 181)

O'Neal, Mona, Anhängerin der Religious Science, Schriftstellerin und Leiterin von Workshops zu Meditation und Selbstwert. Sie ist die geistige Mutter der Tonbandreihe „Meditation in the Real World", zu der auch diese Reise gehört. (Seelenfrieden 119; Wut freisetzen durch Vergebung 132)

Palmer, Richard J., Hypnotherapeut in Fayetteville, Arkansas. Er praktiziert klinische Hypnotherapie und hat sich auf Gewichtsverlust, Entwöhnung vom Rauchen und Regressionsprogramme spezialisiert. (Zufriedenheit 244)

Post, Jule Scotti, M. S., ist Psychotherapeutin, die mittels Biofeedback und Tiefenentspannung Stress und chronische Schmerzen in einer Klinik in Maryland behandelt. Sie hat einen Magistertitel in Beratender Psychologie und wurde intensiv im Gebrauch gezielter Imagination und Musik in der therapeutischen Arbeit ausgebildet, verfügt über langjährige Meditationserfahrung und ist eine höchst erfahren in den Prinzipien der chinesischen Medizin, die sie in die Schmerzbehandlung einbringt. (Kühlen Sie Ihren Kopfschmerz 59)

Robinson Dr., Lynn B., Managementberaterin aus Mobile, Alabama, und Professor Emeritus für Marketing an der Southern University. Sie verfügt über eine eindrucksvolle Liste betriebswirtschaftlicher Titel und arbeitet als „intuitive" Beraterin. (Die persönliche Lösung 45)

Rubel, Christopher S., Priester der Episkopalkirche sowie ausgebildeter Ehe-, Familien- und Kindertherapeut mit einer Praxis in Claremont, Kalifornien. Er praktiziert nahezu „sein Leben lang" und hat viele therapeutische Wege beschritten. Sein besonderes Interesse gilt posttraumatischen Stress und der Arbeit mit Menschen, die eine innere „Aufsplitterung" überwinden und ihre persönlichen und projizierten „Schatten" wieder integrieren wollen. (Zweiertreffen 155)

Siegel Dr., Bernie S., ist Chirurg und Kinderarzt. Seine Ausbildung zum Chirurgen absolvierte er am Yale New Haven Hospital und am Children's Hospital in Pittsburgh. 1988 veröffentlichte er sein erstes Buch, den Bestseller „Love, Medicine and Miracles". Auf Deutsch: *LIEBE MEDIZIN UND WUNDER*, Ullstein TB 2003. Er wurde Präsident der American Holistic Medical Association (Verband der holistischen Medizin). Sein neueres Buch *COACHING FÜR DIE SEELE*, Kamphausen 2003, wurde ebenfalls ein Bestseller. Dr. Siegel ist führend an der Ethikdiskussion in der Medizin sowie an spirituellen Diskussionen, insbesondere über das Thema der Rolle der Liebe und des Verstehens bei der Selbstheilung. Er weist auf die Seele hin und wie sie dem Körper Lebensbotschaften zum Wohlbefinden übermitteln kann. (Der Schlüssel zur Gesundheit 74)

Simonton Dr., O. Carl. Nach seiner konventionellen Ausbildung zum Radioonkologen leistete Dr. med. O. Carl Simonton Pionierarbeit auf dem Gebiet der psychosozialen Pflege von Krebspatienten und -patientinnen. Nachdem er jahrelang die Leitung des Krebsberatungs- und Forschungszentrums in Fort Worth (Texas) innehatte, gründete er ein Krebszentrum in Kalifornien. Durch den Einsatz von Visualisierung und Meditationstechniken werden die Patienten ermutigt, ihre Imagination einzusetzen und so ihre Gesundheit wiederzuerlangen, die Einstellung zu ihrer Behandlung positiv zu verändern und die Qualität ihres Lebens sowie den Verlauf ihrer Krankheit zu verbessern. Dr. Simonton ist Co-Autor zweier Bestseller: „Getting Well Again" und „Stress, Psychological Factors and Cancer". Er ist Begründer des Cancer Counseling and Research Center (Zentrum für Krebsberatung und Krebsforschung) und des Simonton Cancer Center (Simonton Krebszentrum). Auf deutsch erschienensind von Dr. Simonton: *WIEDER GESUND WERDEN*, Rowohlt 2001. *AUF DEM WEGE DER BESSERUNG*,

Rowohlt 2001. (Die Heilung des Immunsystems 98; Entspannen Sie sich gesund 103; Visualisieren Sie einen Gesundheitsplan 107; Der innere Heiler 110)

Sirovy Dr., Mina Jo, aus Oceanside, Kalifornien, ist Ehe-, Kinder- und Familientherapeutin mit akademischen Graden in Psychologie von der University of California, einem Magistertitel von der United States International University und einem Doktortitel von der Professional School for Psychological Studies, an der sie auch als Professorin lehrt. Dr. Sirovy ist transpersonale Psychotherapeutin und nennt sich selbst „Seelenheilerin. (Heilender Blick in den Kristall 63; Blumenmeditation 262)

Sommer, Eleanor K., Journalistin und freiberufliche Lektorin. Sie lebt in Naples, Florida, wo sie auch einen Newsletter mit dem Titel „Florida Naturally" (Wortspiel: Natürlich/Natur in Florida) herausgibt. (Regen 127)

Stouffer, Jean D., Schriftstellerin und anerkannte Hypnotherapeutin beim American Council of Hypnotist Examiners and Southwest Hypnotherapist Examining Board (Prüfungsausschuss der Hypnotherapeuten). Sie ist aktiv in Albuquerque, New Mexico. (Sich treiben lassen 193)

Thomson, Karen M., aktiv im Universitätssystem von Georgia, sowohl als Verwaltungsbeamtin wie auch als Professorin für englische Literatur. Neben ihrer akademischen Karriere arbeitet sie als New-Age-Lehrerin und Heilerin. Zu ihren Erfahrungen während der vergangenen beinahe zwanzig Jahre gehören Vorlesungen, Unterrichtsstunden und Workshops über Yoga und Meditation, Traumdeutung und Metaphysik, häufig im Rahmen von Erwachsenenbildungsprogrammen an diversen Colleges. (Der heilende Atem 28)

Trafford, Angela Passidomo. Aufgrund ihrer eigenen Erfahrungen mit Krebs, Selbsterkenntnis und spiritueller Transformation hat sie die Gabe entwickelt, sich in andere Menschen hineinzufühlen und ihnen zu helfen, ihr Leben, ihre Gesundheit und ihren Lebensstil zu verwandeln. An ihrem Wohnort in Florida vermittelt sie anderen Menschen in ihrem Fachgebiet die Selbstheilung: durch die Kraft des Glaubens und der Liebe zu leben. (Göttliche Liebe und Göttliche Heilung 66)

Weinstein-Moser, Edie, Co-Autorin des „Visions Magazine", Miami, Florida. Diese Publikation konzentriert sich auf die Bereiche Psychologie, Gesundheit, Fitness und Umwelt, aber auch auf den Frieden und Fragen der sozialen Gerechtigkeit. Edie Weinstein-Moser arbeitet mit Menschen in Einzelsitzungen und Gruppen an der persönlichen Weiterentwicklung. (Babyfotos 210)

Wilson, Michael K., Schriftsteller und Selbstheilungslehrer aus Houston, Texas. Seine Arbeit wurde durch das Studium von Persönlichkeiten wie Dr. Bernie Siegel, Louise L. Hay, Ann Wigmore, Shakti Gawain, Dr. Elisabeth Kübler-Ross und anderen inspiriert. (Affirmationen, um den Heiler oder die Heilerin zu wecken 58; Unbegrenztes Potenzial 94)

Wolfe-Cline, Ernestine, aus Fort Myers, Florida, ist Pfarrerin, Künstlerin und Lehrerin. Sie setzt ihre intuitiven und künstlerischen Fähigkeiten dazu ein, anderen bei ihrer Suche nach größerem Bewusstsein und spiritueller Richtungsfindung zu helfen. Sie hat einen meditativen Prozess für Kunstwerke entwickelt und lehrt andere, ihrer eigenen Kreativität durch Zeichnen und Malen Ausdruck zu verleihen. (Die Türme des Lichts 42)

Zimmer, Lisa, metaphysische Beraterin aus Naples, Florida. Sie unterrichtet intuitive Entwicklung und kreatives Visualisieren. (Segelnde Delfine 205; Das Freisetzen von Beziehungen 265)